PETER HESS
MIT CHRISTINA KOLLER

Die transformierende Kraft der KLANG SCHALEN

Das 7-Wochen-Programm für mehr Achtsamkeit, Kreativität und Resilienz

IRISIANA

Inhalt

Vorwort von Prof. Dr. Thilo Hinterberger

Es ist faszinierend, wie der Klang einfacher Instrumente, wie eines Gongs oder von Zimbeln, innerhalb von wenigen Sekunden unser Empfinden und unsere Stimmung tiefgehend verändern kann. Eine ganz besondere Erfahrung bieten allerdings die Klangschalen von Peter Hess, denn sie berühren uns mit einem äußerst sanften, ruhigen und edlen Klang, hervorgebracht durch ein relativ reines und harmonisches Frequenzspektrum. Dadurch ist es mit nur wenigen Klängen möglich, in eine tiefe Entspannung und Meditation zu gelangen.

Vielleicht sind Klänge sogar die einfachste und effizienteste Methode zur Beruhigung und Bewusstseinsveränderung, denn sie werden im Gehirn größtenteils in jenen tiefliegenden Bereichen verarbeitet, die nahe dem Hirnstamm und dem für die Emotionen so wichtigen limbischen System liegen; und diese Regionen sind zudem grundlegend für unser Bewusstsein. Die besondere Wirkung von Klang kann also durch neurowissenschaftliche Erkenntnisse wunderbar nachvollzogen werden. So bündelt Klang unsere kognitiv überladenen Aufmerksamkeitsprozesse und ersetzt diese durch nicht-konzeptuelle Reize, die unser Bewusstsein in die Stille und Weite führen.

Als ich vor über 15 Jahren begann, neurowissenschaftlich nach höheren Bewusstseinszuständen bei professionell Meditierenden zu forschen, war ich selbst von dem Resultat überrascht. Die Vereinfachung des Settings und der mentalen Tätigkeit brachte zunächst eine Reduktion der gesamten Gehirntätigkeit mit sich, aus der dann jene Bewusstseinsqualitäten entstanden, nach denen viele Menschen im Leben streben: das Erleben von Glück, eine ruhige, entspannte Gelassenheit sowie Zustände tiefer innerer Freude und Zufriedenheit. Dies gelingt in der Meditation ganz einfach durch einen bewussten Verzicht auf die so gut automatisierte »Alltagstrance«, wie ich das rege Alltagsbewusstsein bezeichne.

In unseren Studien zur Wirkung von Klang, insbesondere von Klangschalen, im Vergleich zur Meditation, zeigten sich im Hinblick auf die Gehirntätigkeit spannende Parallelen zu meditativen Zuständen. Das Erstaunlichste ist jedoch, dass es über Klänge möglich ist, innerhalb von Minuten, manchmal sogar Sekunden, ohne lange Praxis in einen Zustand der Ruhe, Gelassenheit, inneren Neutralität und Offenheit zu gelangen. Dies zeigt sich anhand der elektrischen Aktivität durch eine gleichmäßige Reduktion aller Gehirnfrequenzen. So wie es in der Meditation die Vereinfachung der mentalen Tätigkeit ist, die uns zu heiterer Gelassenheit und höherer Bewusstheit führt, so liegt im Lauschen einfacher Klänge eine ganz besondere Kraft, um uns in eben solche meditativen Zustände zu geleiten. Dadurch, dass Klänge konzeptfrei unsere Aufmerksamkeit binden und uns in die Stille führen, sind sie der Meditation sogar überlegen, da Alltagsgedanken durch den Klang quasi eliminiert werden und nicht wie in der Achtsamkeitsmeditation zum Hauptproblem der Übung werden. Der Klang der Klangschalen ist damit eine Art Meditations-Booster.

Um jedoch die transformierenden Eigenschaften des Klangs ins Leben zu integrieren, braucht es eine regelmäßige Praxis. Die Achtsamkeitsbewegung hat es uns vorgemacht mit ihren achtwöchigen Programmen zur achtsamkeitsbasierten Stressreduktion (MBSR) oder kognitiven Therapie (MBCT). Wenn wir sechs bis acht Wochen lang eine neue Praxis durchführen, wird sie zur Gewohnheit und verändert unser Leben. Daher ist das 7-Wochen-Programm von Peter Hess in diesem Buch eine hervorragend effiziente Einladung, die Klangtransformation als lebensgestaltende Praxis im Alltag zu verankern. Wenn wir Rituale der Klangtransformation haben, können wir immer wieder in diese veränderten Bewusstseinszustände eintreten, um den Alltag aus einer neuen Perspektive und mit Gelassenheit zu bewältigen. Ich selbst bin begeistert, welche Vielfalt an Anregungen, Tipps, Übungen und Meditationen sich hier finden, mit denen man sein Leben gestalten kann. So habe ich beispielsweise in meinem Büro immer Klangschalen, die regelmäßig erklingen. Haben Sie solche Orte und Zeiten des Klangs? Ich wünsche allen, die dieses Buch zur Hand nehmen, viel Inspiration für das ganz persönliche Einbinden von Klang ins eigene Leben.

Thilo Hinterberger

Prof. Dr. rer. nat. Thilo Hinterberger *ist Diplom-Physiker, Neuro- und Bewusstseinswissenschaftler. Seit 2011 ist er Professor für Angewandte Bewusstseinswissenschaften in der Psychosomatischen Medizin am Universitätsklinikum Regensburg.*

Einleitung

Liebe Leserin, lieber Leser,

ich freue mich sehr darüber, dass du dieses Buch in Händen hältst und mithilfe der Anregungen und Anleitungen auf den folgenden Seiten die transformierende Kraft der Klangschalen für dich nutzen möchtest!

Ich selbst bin diesen faszinierenden Instrumenten erstmals vor mehr als 40 Jahren während einer einjährigen Forschungsreise nach Nepal begegnet. Bei dieser Reise durfte ich Erfahrungen sammeln, die mein Leben von Grund auf verändert haben. Dabei habe ich erkannt, dass mein Leben richtig ist – und zwar genauso, wie es ist, samt allem, was ich bis dahin als »negativ«, »behindernd« oder »frustrierend« empfunden habe. Ich begriff, wie viel ich in meinem Leben aktiv beeinflussen kann. Und ich habe die Klangschalen mit ihren wunderbaren Klängen und ihrem transformierenden Potenzial entdeckt.

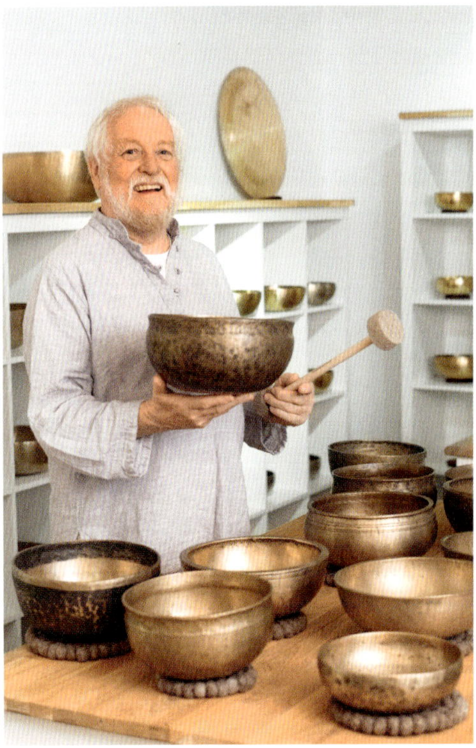

Daraufhin entwickelte ich 1984 die Klangmassage – eine ganzheitliche Entspannungsmethode, die heute in der ganzen Welt gelehrt wird. Unzählige Menschen haben dadurch die Kraftquelle des Klangs für sich entdeckt, der seither ihr Leben bereichert.

In diesem Buch widme ich mich dem spannenden Konzept der Klangtransformation, das ich in den letzten Jahren entwickelt habe. Darin fließen all meine Erfahrungen, mein Wissen und unsere jahrelangen Forschungen ein und es beinhaltet alles, was ich im Laufe meines Lebens über Klänge und ihr unglaubliches Potenzial lernen durfte. Das möchte ich durch dieses Buch mit dir teilen!

In den vergangenen vier Jahrzehnten durfte ich so viele Menschen in meinen Seminaren begleiten und konnte dabei immer wieder etwas beobachten, das ich selbst auf meiner Reise vor so vielen Jahren erlebt habe und wie auch du es mit diesem 7-Wochen-Programm erfahren kannst:

- **Die Klänge der Klangschalen führen uns zu uns selbst.**
- **Sie helfen uns, uns wieder zu spüren.**
- **Die Klänge führen uns mit ihrem langsamen Verklingen auf unvergleichliche Weise in einen nährenden Raum der Ruhe und Stille, den wir alle in uns tragen.**
- **Hier erfahren wir Gefühle der Geborgenheit, der Zuversicht und des Vertrauens. Hier können wir unsere wahren Sehnsüchte, Bedürfnisse und Wünsche erkennen.**
- **Durch tägliche Klangübungen von nur wenigen Minuten beginnen wir, diesen wertvollen Raum für uns zu nutzen. Wir entfalten dabei unsere Potenziale und finden die Kraft, unsere Wünsche Wirklichkeit werden zu lassen. So können wir für uns ein erfülltes und glückliches Leben gestalten!**

Egal ob es einen Wunsch nach Veränderung in dir gibt oder ob du einfach nur den Kontakt mit dir selbst intensivieren möchtest: Die Prinzipien und den Prozess der Klangtransformation kannst du jederzeit und immer wieder für dich nutzen! Dazu brauchst du nicht einmal eine Klangschale, denn alle Klangmeditationen und Klangübungen in diesem Buch stehen dir als Audio-Dateien zum Download via QR-Code und unter Eingabe des folgenden Passworts zur Verfügung: **Klangtransformation**.

Deine Reise zu dir selbst

Mit diesem Buch lade ich dich ein zu einer Reise, einer Reise zu dir selbst. Dabei ist der Weg in sieben Etappen eingeteilt, die wie Stufen aufeinander aufbauen. Im Mittelpunkt stehen immer deine Entspannung und dein Wohlgefühl.

Sie sind der Ausgangspunkt für jede Etappe. Durch die besondere Magie der Klänge kommst du nach und nach immer direkter in Kontakt mit deinen wahren Bedürfnissen und Wünschen. Dabei erfährst du Unterstützung durch die Kraft der Polarität – durch die Verbindung von Erde und Himmel, von Materie und Spiritualität. Es kann sein, dass du Hindernissen oder deinen »inneren Dämonen« begegnest – doch keine Sorge, ich zeige dir, wie du sie wertschätzend verabschieden kannst und so mehr und mehr ein positives Lebensgefühl entwickelst.

Ich möchte dich einladen, deinen Blick auf das Schöne im Leben, auf deine Ressourcen, Potenziale und Ziele zu richten. Denn deine Aufmerksamkeit und deine inneren Überzeugungen sind ausschlaggebend dafür, was dir im Außen begegnet. Dieses Prinzip der Resonanz ist ganz wesentlich – nicht nur, wenn wir ein bestimmtes Ziel erreichen wollen, sondern ganz allgemein. Und nichts könnte uns auf dieser Reise besser begleiten als die Klänge der Klangschalen.

Wenn du jetzt schon neugierig bist und gleich mal die Klänge erfahren möchtest, kannst du mit der Klangmeditation »Hören – Lauschen – Wahrnehmen« beginnen (siehe Seite 31). Danach hast du eine erste Vorstellung davon, wie die Klänge deinen Alltag bereichern können.

Damit du dich sicher auf den Weg begeben kannst, werde ich dir zu Beginn noch etwas über Klangschalen, das Prinzip der Transformation und den Umgang mit diesem Buch bzw. den täglichen Klangübungen erzählen. Danach kannst du direkt loslegen!

Außerdem möchte ich dir von meiner Lebensgeschichte erzählen, sodass du dir ein Bild davon machen kannst, wie sich die transformierende Kraft der Klangschalen entfalten kann. Dieses Kapitel kannst du aber auch überspringen und später lesen.

Der Weg der Klangtransformation ist ein Erfahrungsweg voll Leichtigkeit und Freude! Und so erwartet dich zu Beginn jeder Etappe eine einführende Klangmeditation, die deine Fantasie, Kreativität und Intuition anspricht. So kannst du dich ganz entspannt auf jede neue Stufe einstimmen. Zudem kannst du durch meine weiteren Geschichten sowie Erfahrungen aus meinen Seminaren und meinem Leben das jeweilige Thema vertiefen. Nach und nach lernst du dabei neue Klangübungen kennen, mit denen du ganz nach deinen Bedürfnissen und Vorlieben deine tägliche Klangpraxis gestalten kannst – deine persönlichen Klangräume, wie ich sie gerne nenne. Während unseres gemeinsamen Weges führst du ein »Klang-Tagebuch«, das dich bei der Reflexion unterstützt und dein Wachstum sichtbar macht. So beschreitest du den Weg der Klangtransformation mühelos, voll Freude angesichts deiner Erfahrungen und deiner Entwicklung, hin zu mehr Achtsamkeit, Kreativität und Resilienz, hin zu mehr Lebensglück!

Hier noch zwei Tipps: Besonders toll ist es, wenn du dieses 7-Wochen-Programm zusammen mit einer Freundin, einem Freund oder innerhalb deiner Partnerschaft erlebst, sodass ihr euch über eure Erfahrungen austauschen könnt.

Und mach zu Beginn und am Ende ein Selfie. Ich bin immer wieder verblüfft, wie sehr sich die Veränderungen, die durch die Klangtransformation bewirkt werden, in den Gesichtern und Körpern meiner Seminarteilnehmenden spiegeln. Also, lass dich überraschen, was die Klänge mit dir machen.

Ich wünsche dir eine spannende, erfüllende und inspirierende Reise mit der transformierenden Kraft der Klangschalen!

Dein

Peter Hess

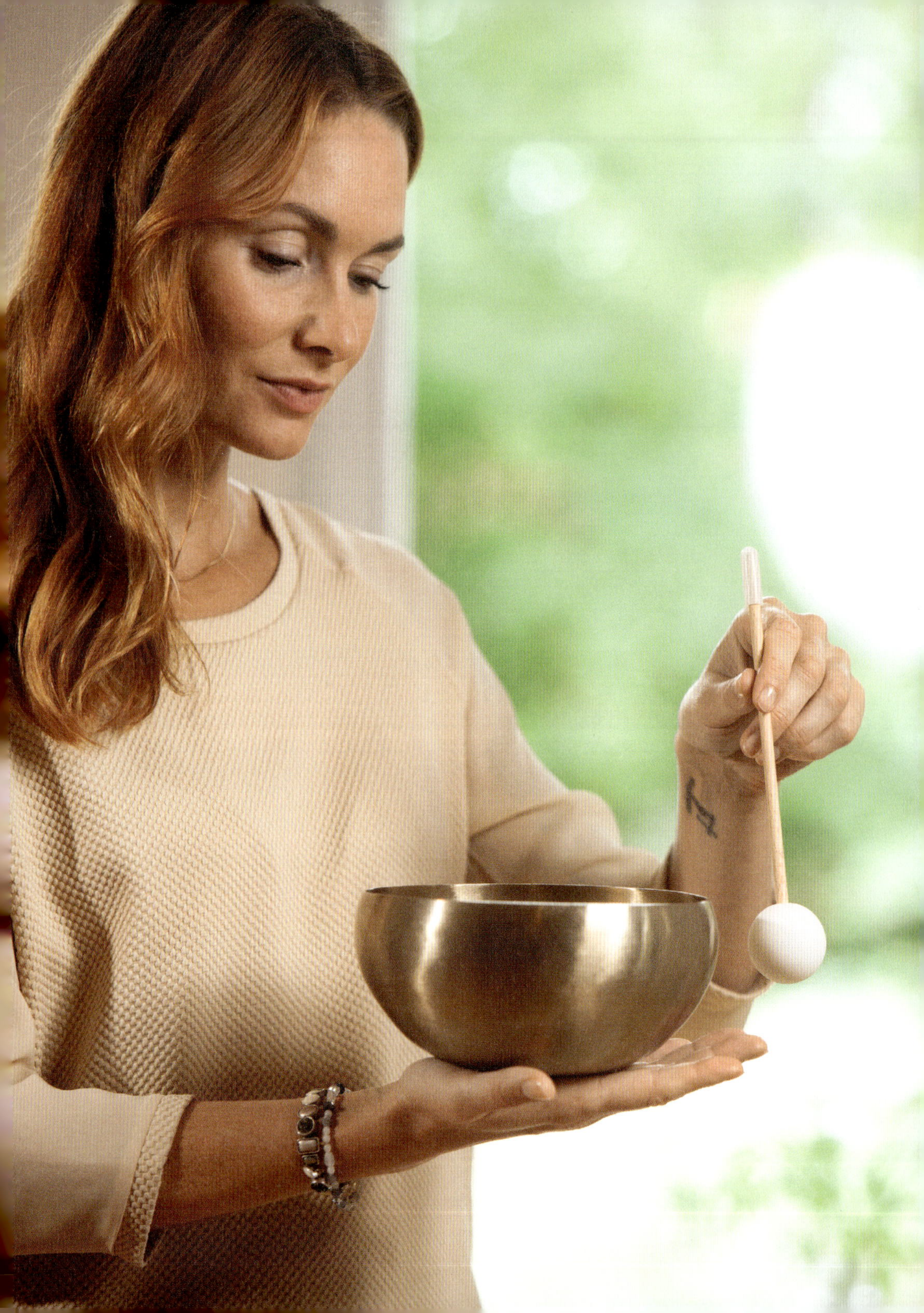

Dein Weg zu mehr Gelassenheit und Lebensglück

Gleich zu Beginn ist es mir ganz wichtig, dir zu sagen: Du ganz alleine entscheidest, wie und in welchem Tempo du den Weg der Klangtransformation gehen möchtest. Mir ist es eine Herzensangelegenheit, dir zu zeigen, wie du mit den Klängen der Klangschalen den Kontakt mit dir selbst, mit deinem Körper und mit deiner inneren Weisheit stärken kannst, sodass dein Wesen und deine wahren Bedürfnisse zur Entfaltung kommen können.

Vielleicht gibt es einen bestimmten Wunsch, den du verwirklichen möchtest, vielleicht willst du dich einfach überraschen lassen, was die Klänge bei dir bewirken. Auf jeden Fall erwartet dich eine spannende Reise, für die gilt:

Nichts muss, alles kann!

Die Klangschale – ein faszinierendes Instrument

Als ich vor mehr als 40 Jahren zum ersten Mal auf die Klangschalen gestoßen bin, war ich augenblicklich fasziniert von ihrem wunderschönen, goldenen Glanz und ihrem unglaublichen Klang. Ich ahnte sofort: Das ist etwas ganz Besonderes, darin schlummert ein großes Potenzial. Denn diese außergewöhnlichen Instrumente ziehen uns magisch in ihren Bann. Auf meiner Forschungsreise hatte ich genügend Freiraum, um die Klangschalen mit all ihren Möglichkeiten auf kreative Weise kennenzulernen, z. B. wie wir sie körperlich wahrnehmen und wie sie uns in eine tranceähnliche Entspannung führen. Dabei berührten ihre Klänge etwas tief in mir; sie schienen mir auf eine unvergleichliche Weise vertraut – und ich bemerkte später, dass sie diese Wirkung bei fast allen Menschen hervorrufen.

Beim Lauschen der Klänge, oder besser ihrer Klangfülle, entspannt man automatisch und ein heilsames Gefühle von Ruhe, Vertrauen, Geborgenheit und Zuversicht stellt sich ein. Verbunden mit den sanften Vibrationen, die durch die Klangschwingungen erzeugt werden und die auch über Lautsprecher gut wahrnehmbar sind, entfalten qualitativ hochwertige Klangschalen erstaunlich vielfältige positive Wirkungen. Dabei sprechen sie immer Körper, Geist und Seele als Einheit an und erinnern uns damit an unsere Ganzheit.

Es ist also nicht verwunderlich, dass Klangschalen und die Klangmassage mit ihrer entspannenden, Stress und Ängste reduzierenden Wirkung heute in vielen Bereichen erfolgreich genutzt werden. Sei es in der Pädagogik, in der Beratung und Therapie oder auch in Medizin und Pflege. Die positiven Wirkungen sprechen für sich und haben diese besonderen Instrumente längst aus der Esoterik-Ecke geholt. Das ist auch der zunehmenden Zahl an Falldokumentationen, Forschungen und Studien zu verdanken, die in den letzten Jahrzehnten in Zusammenarbeit des Peter Hess® Instituts mit dem Internationalen Fachverband Klang-Massage-Therapie e. V. gemacht wurden. Auf einige dieser Arbeiten werde ich im Laufe des Buches noch näher eingehen.

Die Qualität ist von großer Bedeutung

Voraussetzung für die positiven Wirkungen einer Klangschale ist eine bestimmte Qualität sowohl im Klang- als auch im Schwingungsverhalten. Da Instrumente mit den entsprechenden Eigenschaften gar nicht so häufig zu finden sind, habe ich bereits Anfang der 1990er-Jahre mit der Herstellung eigener Klangschalen begonnen, die optimal auf die Bedürfnisse in der Praxis abgestimmt sind. Das war ein langer Weg, doch heute gelten die sogenannten Peter Hess® Therapie

Klangschalen, die bei Hess Sound erhältlich sind, als Juwel unter den Klangschalen.

Die golden glänzenden Schalen, die vor allem in Nepal und Indien zu finden sind, haben einen ganz schönen Entwicklungsweg hinter sich. Ursprünglich wurden Klangschalen ja nicht wegen ihres Klangs, sondern als Opfergefäße und zur Aufbewahrung von Speisen hergestellt. Im Zuge der Hippie-Bewegung der 1960er-Jahre fanden sie den Weg in den Westen und wurden unter anderem durch die New-Age-Music bekannt, wo sie wegen ihrer stark tranceinduzierenden Wirkung geschätzt wurden. Methoden wie die von mir entwickelte Klangmassage haben sie endgültig einer immer größeren Öffentlichkeit zugänglich gemacht. Meine langjährige Mitarbeiterin Dr. phil. Christina Koller hat sich in ihrer Doktorarbeit »Der Einsatz von Klängen in pädagogischen Arbeitsfeldern« (Verlag Dr. Kovac, 2007) ausführlich damit beschäftigt und mit dieser Arbeit ein Grundlagenwerk geschaffen. Und so sind Klangschalen heute in zahlreichen Yoga-Studios, Schulen, Kindergärten, aber auch in Pflegeheimen, Kurbetrieben oder Kliniken anzutreffen.

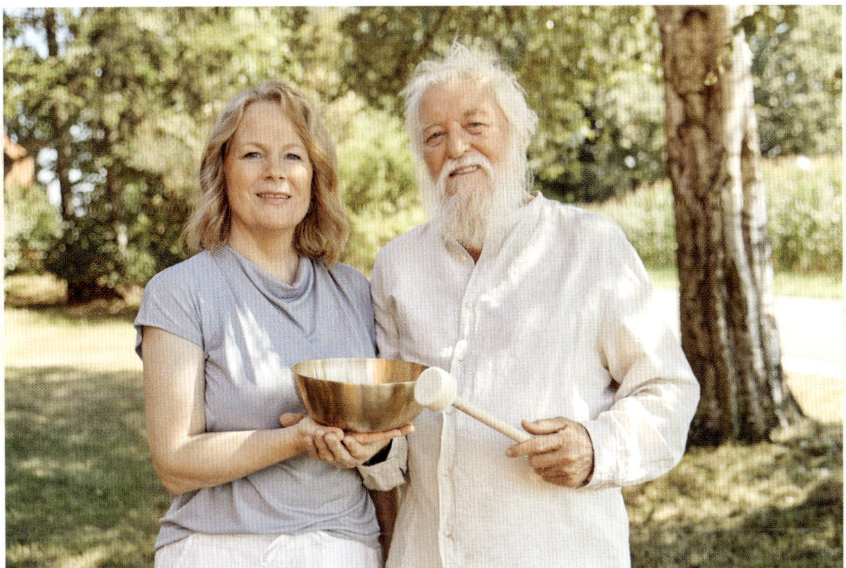

Den Klang genießen gemeinsam mit meiner Tochter Jana Hess.

Was haben Klangschalen mit Transformation zu tun?

Die Klänge der Klangschalen führen uns wie kein anderes Medium in einen inneren Raum der Ruhe und Stille, den wir alle in uns tragen. Hier sind wir ganz bei uns, fühlen uns sicher, knüpfen an unser Urvertrauen an und können tiefe Einsichten über uns und das Leben gewinnen. Solche Erkenntnisse können uns regelrecht verwandeln, also transformieren. Das habe ich selbst erlebt und das beobachte ich in meinen Seminaren immer wieder.

Dabei verstehe ich den Begriff der Transformation als Ausdruck einer Entwicklung, einer Bewegung, eben einer Verwandlung von einem aktuellen Zustand – als Erfahrungsschatz – hin zu einem besseren Zustand. Die Klänge ermöglichen diese Veränderung, weshalb ich das Konzept, das ich in diesem Buch mit dir teile, »Klangtransformation« nenne.

Das Geheimnis dieser Klangtransformation steckt im Weg selbst, auf dem sich das, was sich in uns entwickeln will, nach und nach zeigt. Mithilfe der Klänge bringen wir es Schritt für Schritt zur Entfaltung. Dazu braucht es Vertrauen darauf, dass genau das geschieht, was für mich gerade gut und richtig ist. Und genau dieses Vertrauen schenken uns die Klänge, denn sie erinnern uns an unser Urvertrauen – diese kraftspendende Quelle, die in uns allen schlummert, auch wenn sie vielleicht verschüttet ist.

Das Schöne ist, dass sich der transformative Prozess auf unserer Reise ganz von selbst entfaltet. Denn das Wesen der Transformation ist, dass wir sie nicht aktiv vollziehen können oder müssen, vielmehr ist sie ein Geschenk, das wir empfangen, wenn wir uns für sie öffnen. Und das gelingt uns dank der Klänge wunderbar einfach, denn sie führen uns in diesen inneren Raum, in dem wir einfach geschehen lassen können – und das voll Leichtigkeit und Freude.

Dazu habe ich geeignete Klangmeditationen und Klangübungen entwickelt und in diesem Buch zusammengestellt. Mit ihnen kannst du in dir Klangräume gestalten, die dir einen nährenden und schützenden Rahmen bieten, um in Kontakt mit dir selbst zu kommen und ganz bei dir zu sein. Dabei zeigen sich mehr und mehr deine wahren Bedürfnisse und du kannst erkennen, was dir wirklich wichtig ist für ein erfülltes Leben. So gehst du – begleitet von den

Klängen – Schritt für Schritt den Weg der Veränderung, der Transformation, hin zu einer neuen Lebenshaltung. Einer Lebenshaltung, die von Achtsamkeit, Gelassenheit, Kreativität und Resilienz geprägt ist. Du schaffst damit eine ungemein wertvolle Basis, um dein Leben selbst in die Hand zu nehmen und das zu verwirklichen, was deinen wahren Bedürfnissen entspricht. Ein wahrhaft lohnendes Ziel!

Nun möchte ich dich einladen, selbst die Klänge zu erfahren. Denn es sind die Erfahrungen und das eigene Erleben, die unser Leben reich machen.

Erste Klangerfahrung: Klang – Schwingung – Resonanz

Ich habe das Bild unten für dich ausgewählt, das für mich viele Aspekte der wertvollen Arbeit mit Klängen beinhaltet. Nimm dir ein paar Minuten Zeit und betrachte die Schwingungen der beiden Klangschalen, die hier aufeinandertreffen.

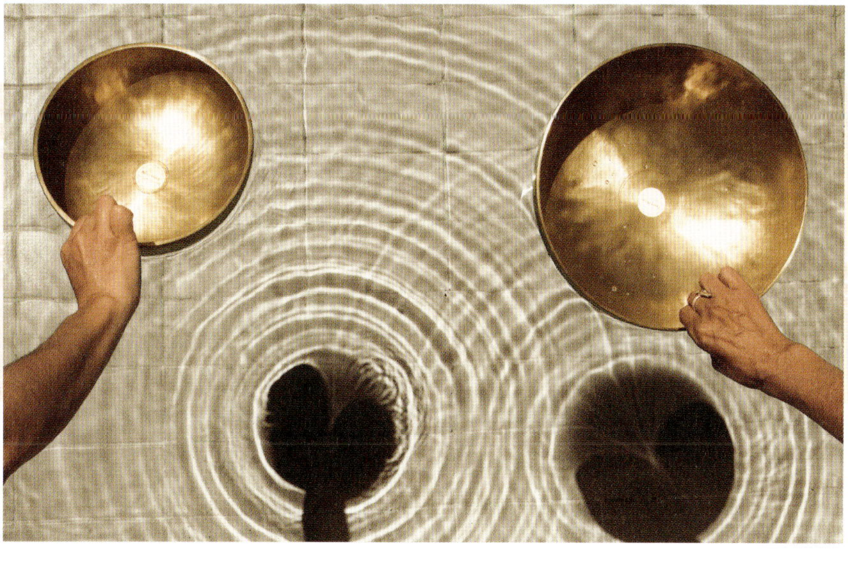

Was löst dieses Bild in dir aus?

Was empfindest du und welche Gedanken, Gefühle, Ideen steigen in dir auf?

Kannst du dir vorstellen, wie es ist, selbst eine Klangwelle zu sein?

Wenn du das Bild betrachtest, dann siehst du, dass die Welle von der Mitte der Klangschalen ausgeht. Sie fließt leicht und durchgehend in den Raum, in die Welt hinein: frei – offen – weit. Es gibt hier nichts, was die Wellenbewegung beeinflusst oder stört.

Eine zweite Klangschale kommt mit ihrer Klangwelle dazu. Die Klangwelle der zweiten Klangschale verhält sich wie die der ersten. Auch sie fließt leicht, frei, offen und weit nach außen.

Beide Klangwellen fließen wunderbar zusammen, harmonisieren, ergänzen und bereichern sich. So ist ein neues, faszinierendes Wellenbild entstanden.

Ich möchte dich jetzt zu einem kleinen Experiment einladen.

ÜBUNG: Klangwellen betrachten

Das eben Beschriebene kannst du ganz einfach selbst mit einem Experiment sichtbar machen: mit zwei Steinen, am besten an einem See.

Übungsablauf

Vielleicht ist es ein herrlicher Frühsommertag und du sitzt gemütlich an der ruhigen, spiegelglatten Wasserfläche eines Sees. Spielerisch lässt du einen Stein in den See fallen. Du bist von der Wellenbewegung beeindruckt – sie ist ganz ähnlich wie das Klangschalenbild.

Während sich die erste Wellenbewegung ausbreitet, lässt du in der Nähe einen zweiten Stein hineinfallen. Du siehst, wie die beiden Wellenformationen zusammenfließen. Spielerisch entsteht eine neue, vielfältige Wellenform, die du fasziniert betrachtest. Die Wellen verschwimmen ineinander genauso wie auch deine Gefühle und Beobachtungen beim Betrachten ineinanderfließen und dich dabei in einen tranceähnlichen Zustand führen. Dieses Gefühl der leichten Trance stellt sich auch beim Lauschen der Klangschalenklänge ein und ist ganz wesentlich.

ÜBUNG: Klang – Schwingung – Resonanz

Damit du das Prinzip von Klang, Schwingung und Resonanz noch besser wahrnehmen kannst, habe ich eine Übung mit zwei Klangschalen vorbereitet, die dich zu einer Hör- und Körpererfahrung einlädt. Dafür habe ich die Klänge von zwei Klangschalen aufgenommen, wie sie auch bei einer Klangmassage verwendet werden, sie werden Beckenschale und Herzschale genannt (siehe Seite 24).

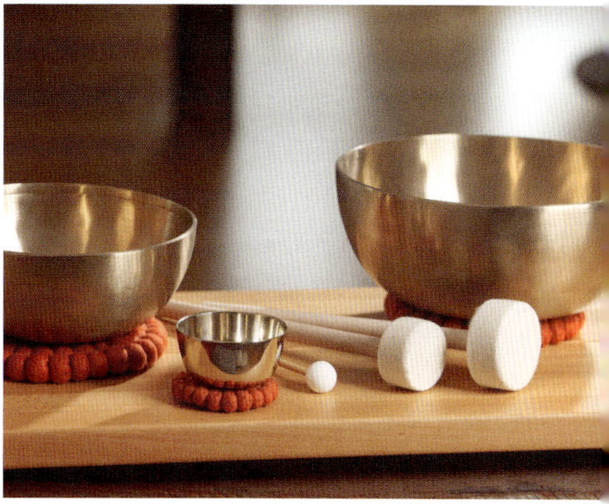

Links die Herzschale und rechts die Beckenschale, die bei dieser Übung zu hören sind.

Worum es in der Übung geht

Du hörst und lauschst zunächst den Klängen der Beckenschale mit ihren tiefen Tönen und spürst, in welchem Bereich deines Körpers du sie besonders gut wahrnimmst.

Anschließend erklingen die sanften Klänge der Herzschale und auch hier nimmst du wahr, mit welcher Körperpartie diese in Resonanz geht.

Dann kommen die Schwingungen der beiden Klangschalen zusammen. Du beobachtest, was du dabei wahrnimmst und spürst.

Im Zusammenspiel der beiden Schalen entsteht ein neues Klanggefüge, das in der Regel als angenehm empfunden wird. Spürst du den Unterschied, den größeren Klangraum, den die beiden Schwingungsbereiche in ihrer Ergänzung einnehmen? Die Klänge haben zusammengefunden – eine neue Gesamtresonanz ist entstanden. Der Klangraum hat sich erweitert, ist vielfältiger geworden.

Audio-Datei zur Übung:
Klang – Schwingung – Resonanz
Dauer: etwa 10 Minuten

Wenn du das Bild der ineinanderfließenden Klangwellen betrachtest und erneut deinen Erfahrungen beim Hören und Wahrnehmen der Klänge nachspürst, wird das Prinzip der Resonanz deutlich.

Jede Klangschale ist wie ein Individuum mit einem einzigartigen Klangmuster, das mit jeder Klangwelle mehr und mehr in die Welt kommt. Im Zusammenspiel mit einer zweiten Klangschale verändert sich der Klang bzw. das Klangmuster. Ähnlich wie bei den Klangschalen ist es auch bei uns Menschen. Wir sind von unseren Lebenserfahrungen geprägt, haben unser ganz individuelles Schwingungsmuster, mit dem wir uns in der Welt bewegen. Dabei begegnen wir anderen Menschen, die wiederum ihr ureigenes Schwingungsmuster haben. Und jede Begegnung, jede Erfahrung beeinflusst unser Schwingungsmuster. Wenn die Bedingungen so sind, dass die Schwingungsmuster von zwei oder mehreren Menschen zur Geltung kommen können, dann kann ein wunderbarer Gesamtklang entstehen, dann kann ein neues Schwingungsmuster in der Welt wirken.

Was wird hier deutlich?

Jeder Mensch ist einmalig mit seinen Erfahrungen, Wünschen und seinem Verhalten, er hat sein eigenes Schwingungsmuster. Das zu erkennen ist der erste Schritt, um Veränderung auf den Weg zu bringen. In dieser Bereitschaft bin ich offen, nach außen zu schwingen und mit und von anderen Menschen zu lernen. Die einzelnen Schritte und unterstützenden Rahmenbedingungen der Klangtransformation machen uns das leicht.

Der Prozess der Klangtransformation

Das Resonanzgeschehen, wie ich es beschrieben habe und wie du es durch die zwei Übungen erfahren hast, ist ein Teil des Klangtransformationsprozesses. Dieser lässt sich in Etappen unterteilen, die ich in diesem Buch als 7-Wochen-Programm für dich zusammengestellt habe.

Wir tragen alles in uns, was wir für ein glückliches Leben brauchen. In dem besonderen Raum der Ruhe und Stille, den wir über die Klänge der Klangschalen so einfach betreten können, kann sich unser unendliches Potenzial offenbaren und entfalten. Genau das geschieht Schritt für Schritt auf dem Weg der Klangtransformation, dessen sieben Etappen ich hier skizziere:

1. ETAPPE: Mein Klangraum zum Wohlfühlen und Entspannen
2. ETAPPE: Es ist, wie es ist – ich bin gut so, wie ich bin
3. ETAPPE: Klarheit gewinnen über meine wahren Bedürfnisse
4. ETAPPE: Ich schöpfe Kraft aus der Polarität
5. ETAPPE: Hindernisse wertschätzen und verabschieden
6. ETAPPE: Das Prinzip der Resonanz – wie innen so außen
7. ETAPPE: Mein neues Lebensgefühl kultivieren

Vielfältige Impulse zu den Etappen-Themen

Die Etappen der Klangtransformation bauen aufeinander auf, sodass du sie nacheinander durchläufst. Du solltest dir für jede Einheit mindestens sieben Tage Zeit nehmen, damit sich das jeweilige Thema in dir entfalten kann und du deine Erfahrungen und Erkenntnisse integrieren kannst. Natürlich kannst du dir auch mehr Zeit für jede der Stufen nehmen, wenn dir das guttut.

Jede Etappe ist einem bestimmten Thema gewidmet, auf das du dich mit einer einführenden Klangmeditation einstimmen kannst. Die Meditation gibt dir Anregungen; du lässt diese und die Klänge einfach auf dich wirken, spürst ihnen nach und nimmst wahr, was dabei passiert. Hierbei bedienen wir uns der Macht der Sprache in Verbindung mit den entspannenden Klängen, die uns in einen leichten Trancezustand führen. Darin haben wir Zugang zu unserer »inneren Weisheit« und so können auf eine spielerische Weise Bilder, Gedanken, Gefühle und Ideen in dir entstehen, die deine Neugier und Kreativität wecken.

Ich werde die Klangmeditationen kurz beschreiben, sodass du die wichtigsten Aspekte vor dem Anhören der Meditation lesen oder im Anschluss daran noch einmal auf dich wirken lassen kannst.

Vertiefend möchte ich typische Erfahrungen, wie ich sie in mehr als 40 Jahren Seminartätigkeit immer und immer wieder erlebt habe, mit dir teilen. Dabei geht es nicht darum, dass du deine Erfahrungen mit denen anderer vergleichst. Ganz im Gegenteil: Ich möchte dir zeigen, wie einzigartig jede Erfahrung ist und wie wir gleichzeitig voneinander und miteinander lernen können. Zudem geben diese Beispiele praxisnah Einblicke in den Prozess der Klangtransformation und zeigen die Wirkung der Klänge.

Mithilfe verschiedener Klangübungen und Geschichten kannst du dann das jeweilige Thema über die Woche hinweg wirken lassen. Dazu brauchst du nichts weiter zu tun, als täglich für dich einen Klangraum zu gestalten. Im Klangraum selbst darfst du einfach nur genießen und wahrnehmen.

Wichtig ist, dass du deine Erfahrungen und Erkenntnisse anschließend kurz in einem sogenannten Klang-Tagebuch notierst. Das Beobachten, Reflektieren und Niederschreiben deiner Erfahrungen ist ein wichtiger Teil der Klangtransformation (siehe Seite 28).

Genieße die Klänge und lass das Thema in dir wirken

Du wirst erstaunt sein, wie mühelos die tägliche Praxis mit den Klangübungen und Klangmeditationen vonstatten geht. Basis ist dabei immer deine Entspannung und dein Wohlgefühl. Darauf aufbauend wenden wir uns den Themen zu. Dafür reichen schon fünf Minuten am Tag – fünf Minuten, die dein Leben verändern können! Denn in diesen fünf Minuten aktivierst du den Zauber der in dir wohnenden Gestaltungskraft. Dazu braucht es nur zwei Dinge:

1. *Deine Entscheidung, dich auf den Weg zu begeben. Diese Entscheidung hast du ja bereits getroffen, sonst würdest du das hier nicht lesen.*

2. *Deine Aktivität, indem du dir regelmäßig einen Klangraum gestaltest. So kultivierst du Zeit für dich, in der du dir etwas Gutes tust. Denn wie Erich Kästner so schön sagte: Es gibt nichts Gutes, außer man tut es!*

Das heißt, wenn wir uns Veränderung wünschen, reichen gute Gedanken und Visionen alleine nicht aus, es braucht unser Handeln, unsere Energie und Aufmerksamkeit. Das Besondere an der Klangtransformation im Vergleich zu manch anderen Methoden ist, dass es mit den Klängen der Klangschalen so wunderbar leicht ist, in die Aktion zu kommen, da dieses Tun an sich schon eine Wohltat und Bereicherung ist.

Der Klangraum, wie du ihn für dich regelmäßig gestaltest, ist wie ein schützender und nährender Raum, in dem das, was du in dir trägst, was du dir wünschst, wie ein Same aufgehen, wachsen und zu einer wunderschönen Blume oder Frucht heranwachsen kann.

Der Weg der Klangtransformation verändert uns

Der Prozess der Klangtransformation entfaltet sich mit jeder Klangerfahrung und von Etappe zu Etappe von ganz allein, du brauchst dich nur dafür zu öffnen. Auf dem Weg stärkst du immer mehr deine Achtsamkeit, Kreativität und Resilienz und gewinnst neue, tiefe Einsichten über dich selbst.

Auf unserer gemeinsamen Reise eignest du dir den Umgang mit einem wertvollen Werkzeug an. Denn die Prinzipien und der Prozess der Klangtransformation werden ein Teil von dir. Du kannst sie jederzeit und immer wieder in deinem Leben nutzen. Wenn du ein bestimmtes Vorhaben angehen willst oder in einer schwierigen Lebenssituation bist, kann das ungemein unterstützend und hilfreich sein. Darauf werden wir während der 7. Etappe (siehe Seite 163) ausführlich eingehen.

Dein täglicher Klangraum – Nährboden deiner Wünsche

Jetzt möchte ich dir erklären, wie du deinen täglichen Klangraum gestalten kannst. Ein wichtiges Prinzip der Klangtransformation lautet, wie du bereits weißt: Nichts muss, alles kann! Du allein entscheidest, was deine Bedürfnisse sind und wie du deinen Weg der Klangtransformation beschreiten willst.

Schau einfach jeden Tag, wie lange du die Klänge heute genießen magst, das können fünf Minuten sein, aber auch mal eine halbe Stunde oder mehr. Die verschiedenen Übungen und Meditationen sind mit ungefähren Zeitangaben versehen, sodass du wählen kannst, was gerade stimmig für dich ist.

Klangübungen und Klangmeditationen als Audio-Dateien

Alle Klangübungen und Klangmeditationen stehen dir als Audio-Dateien zum Download über QR-Codes zur Verfügung. So kannst du deine tägliche Klangpraxis auch ohne eigene Klangschale durchführen. Dabei gliedern sich die verschiedenen Aufnahmen in:

- einführende Klangmeditationen zu den Etappen-Themen,
- Klangmeditationen für deine Entspannung – mit sprachlicher Begleitung,
- Klangräume zum Genießen – ohne sprachliche Begleitung,
- angeleitete Klangübungen.

Bei den Audio-Daten ist es wichtig, dass du die Klänge über einen guten Lautsprecher hörst. So kommen die Klangschwingungen bei dir und deinem Körper ähnlich an, wie wenn die Klangschalen im Raum gespielt werden. Bevor du beginnst, mach es dir bequem und regle die Lautstärke, wie sie für dich angenehm ist. Solltest du keine Lautsprecher nutzen können – z. B. im Büro –, kannst du die Klänge auch über Kopfhörer genießen. Dazu solltest du vorher Erfahrungen gemacht haben, wie die Klänge über den Lautsprecher oder von live gespielten Klangschalen wirken. Denn die Schwingungen der Klänge werden über die Luft als Schallwelle auf deinen Körper übertragen und sind damit gut fühlbar. Wenn dein Körper diese Erfahrung einmal gemacht hat, erinnert er sich daran, auch wenn du die Klangschalenklänge über den Kopfhörer hörst.

Die einführenden Klangmeditationen zu Beginn jeder Etappe solltest du in der vorgesehenen Reihenfolge nutzen. Die weiteren Klangmeditationen, -übungen und Klangräume sind zwar auf die jeweiligen Etappen abgestimmt, es steht dir aber frei, welche aus späteren Kapiteln schon zu Beginn deines Weges zu nutzen oder umgekehrt. Eine Übersicht aller Klangmeditationen und -übungen findest du im Innenteil des hinteren Umschlags.

Alternativ: Klangübungen mit einer Klangschale

Wenn du selbst eine Klangschale besitzt, ist das natürlich toll. Du kannst sie wunderbar nutzen, um deinen täglichen Klangraum zu gestalten. Während jeder Etappe stelle ich dir hierzu einige Klangübungen vor, die besonders gut zum jeweiligen Thema passen. Natürlich kannst du auch deine Klangschale zu den Audio-Dateien und Übungen spielen, so wie es für dich stimmig ist.

Zu den Klangübungen, wie ich sie dir auf unserem gemeinsamen Weg vorstelle, ist noch zu sagen, dass hier das Prinzip »Weniger ist mehr« gilt. Lass die einzelnen Klänge sanft erklingen und gut ausschwingen. Töne die Schale nicht zu schnell hintereinander an, denn es ist gerade die lange Ausklingzeit, in der die Klänge ihren Zauber entfalten.

Die richtige Klangschale für deine Klangübungen

Es gibt heute eine große Auswahl an Klangschalen, was Größe und Qualität angeht, wobei Letztere nicht zwingend vom Preis abhängen muss.

Damit du von der wohltuenden Wirkung der Übungen profitierst, sollte die Klangschale, die du dafür verwendest, folgende Kriterien erfüllen:

- Der Klang der Klangschale sollte dich emotional ansprechen und berühren, sodass du die Schale einfach gern zur Hand nimmst und ihren Klängen lauschst.
- Der Klang sollte möglichst harmonisch sein, lang anhalten und gleichmäßig verklingen, um dich in die Ruhe und Stille zu führen.
- Auch die Schwingungen sollten gleichmäßig und langsam vergehend zu spüren sein, wenn du die Klangschale auf der Hand hältst.
- Wenn du die Klangschale kräftig anschlägst, dürfen keine Nebengeräusche wie ein Klirren oder Surren zu hören sein.
- Für die Klangübungen sollte die Klangschale einen Durchmesser von etwa 20–22 cm haben, damit du die Schwingung auch gut wahrnehmen kannst.

Die Vorlieben hinsichtlich der Klänge können sehr unterschiedlich sein; spüre in dich hinein und vertraue deinem Gefühl.

Falls du eine Klangschale erwerben möchtest, ist es am besten, vorher mehrere auszuprobieren. Meist wird im direkten Vergleich nicht nur schnell klar, welcher Klang dich besonders anspricht, sondern du erkennst auch Qualitätsunterschiede. Die Übung »Klänge über die Handreflexzonen erfahren« (siehe Seite 64) ist besonders gut geeignet, um ein Gefühl für die Qualität der Klangschale zu bekommen.

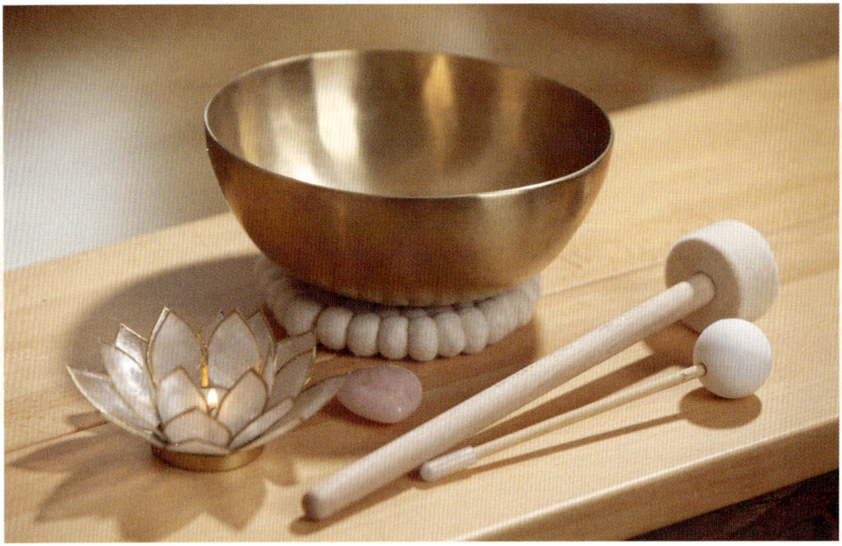

Ich empfehle für die Klangübungen, wie ich sie hier beschrieben habe, die oben abgebildete Universalschale aus unserer Peter Hess® Therapie Klangschalen Serie. Diese zertifizierten Klangschalen verfügen über eine gesicherte Qualität. Sie sind in verschiedenen Typen erhältlich und sprechen mit ihrem spezifischen Klang- und Frequenzspektrum bestimmte Körperpartien besonders gut an. So gibt es zum Beispiel die Beckenschale mit einem Frequenzbereich von 100–1000 Hertz (Hz), die Herzschale mit 200–1200 Hz und eben die Universalschale. Letztere spricht mit ihrem breiten Frequenzspektrum von etwa 100–2800 Hz den gesamten Körper gut an, weshalb sie besonders vielfältig eingesetzt werden kann. Wichtig zu wissen ist, dass diese von mir entwickelten Klangschalen speziell für die Bedürfnisse der Klangmassage entwickelt wurden.

Damit sind sie optimal für die Gestaltung wohltuender Klangräume geeignet. Sie sind bei Hess Sound (siehe Seite 174) erhältlich.

Ergänzend nutze ich bei manchen Klangübungen auch die Zen-Klangschale. Das ist eine kleine, gegossene Klangschale. Ihr hoher, klarer Ton weckt unsere Aufmerksamkeit und wird tendenziell im Kopfbereich wahrgenommen.

Die Klangschale zum Klingen bringen

Das Schöne an einer Klangschale ist, dass man nicht erst lange eine Technik erlernen muss, um sie für sich nutzen zu können. Gleichwohl sollte man beim Anschlagen einige Dinge beachten.

Bei der Klangmassage und bei unseren Seminaren sprechen wir vom »Anschlägeln« statt »Anschlagen«. Damit wird deutlich, dass wir in einer sanften und kontrollierten Weise das Instrument zum Tönen bringen.

Wenn die Klangschale angeschlägelt wird, beginnt sie zu vibrieren. Daher ist es wichtig, dass sie so positioniert ist, dass sich die Klangschwingungen frei entfalten können. Wenn die Klangschale auf einer Unterlage steht, darf diese nicht zu weich sein, denn sonst »verschluckt« sie den Klang (siehe Bild unten links). Sie darf aber auch nicht zu hart sein, da die Schale sonst zu »springen« beginnt, sodass sie klirrt. Wenn sie auf der Handfläche positioniert wird, sollten die Finger möglichst gestreckt sein, damit diese nicht die feinen Schwingungen stoppen (siehe Bild unten rechts). Das gilt auch für andere Körperpartien. Hier kann man verschiedene Lagerungshilfen nutzen, wie du es auf den Fotos gut sehen kannst.

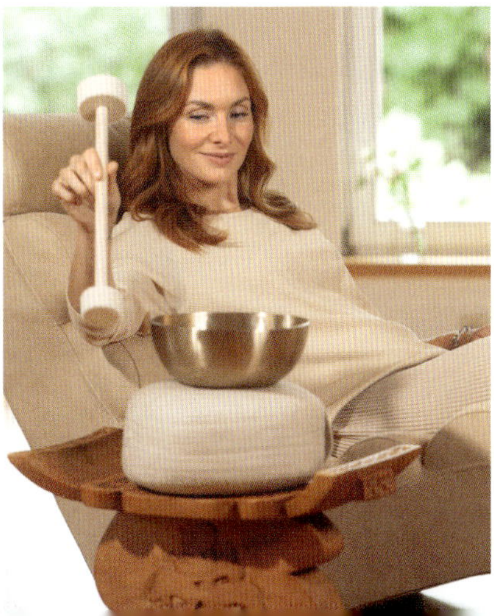

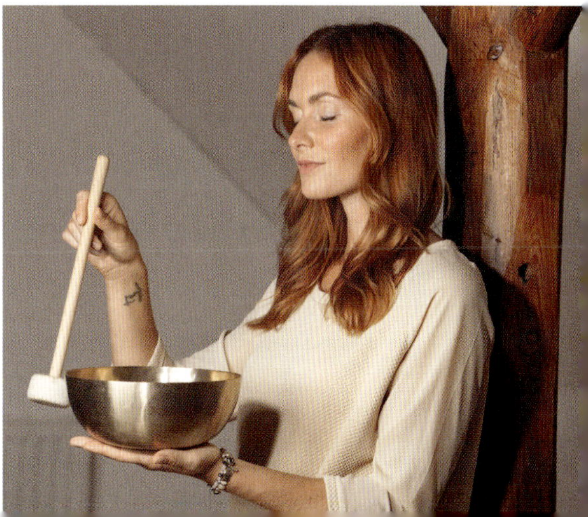

Das Anschlägeln selbst erfolgt normalerweise von außen, etwa am oberen Drittel der Klangschale, also nicht direkt auf dem Rand, sondern seitlich. Die Bewegung ist mit einer sanften Pendelbewegung vergleichbar, wobei sie eher aus dem Unterarm, als aus dem Handgelenk kommt. Experimentiere einfach, wie du den für dich besten Klang erzeugst.

Um der Klangschale möglichst verschiedene Klänge entlocken zu können ist es sinnvoll, wenn du einen kleinen, etwas härteren und einen größeren und weicheren Filzschlägel einsetzt. Denn je nach verwendetem Schlägel klingt eine Klangschale unterschiedlich.

Klangschalenklänge auf andere Weise hören

Ich selbst höre gerne Stücke von dem Album »Adhvanika – eine Reise in die Welt der Klänge« (Verlag Peter Hess, 2009). Der österreichische Musiker und Meditationslehrer Peter Gabis, der auch Ausbilder der Peter Hess® Klangmassage ist, hat darauf sechs wunderbare Kompositionen mit den Klängen von Klangschalen gestaltet. Für dieses Buch darf ich dir eine Hörprobe von etwa 3 bis 4 Minuten aus diesem wunderbaren Album zur Verfügung stellen, die für kleine Klang-Pausen zwischendurch geeignet ist.

Audio-Datei zur Hörprobe aus dem Album:
Adhvanika – eine Reise in die Welt der Klänge
Dauer: etwa 3 Minuten

Eine tolle Möglichkeit, die Klänge der Klangschalen in den Tagesablauf zu integrieren, ist der i-Qi Klangschalenwecker von Ralf Buttgereit, der über den App-Store von Apple erhältlich ist. Damit kannst du dich mit deinen Lieblingsklängen wecken lassen. Oder du nutzt den Wecker dazu, dass er dich im Arbeitsalltag immer wieder an die kleinen und wertvollen Pausen zwischendurch erinnert.

Auch auf dem YouTube-Kanal des Peter Hess® Instituts, @Klang-TV, findest du zahlreiche angeleitete Klangübungen, Klangmeditationen und klingende Fantasiereisen, die du für deinen täglichen Klangraum nutzen kannst.

Meine Frau Emily hat auch eine Reihe wundervoller Klangaufnahmen und angeleiteter Klangreisen erstellt, die über die Website unserer Soundliving Academy (siehe Seite 174) erhältlich sind.

Vorbereitung für die Klangmeditation oder Klangübung

Um die Klänge wirklich genießen und dabei tief entspannen zu können, empfiehlt es sich, einige Dinge zu beachten:

- Sorge dafür, dass du während der Zeit, in der du die Klänge genießen möchtest, möglichst nicht gestört wirst.
- Mach es dir ganz bequem. Finde eine angenehme Lage im Sitzen oder Liegen, in der du dich leicht entspannen kannst. Achte gut auf dich. Wenn es für dich angenehm ist, kannst du die Lage auch während der Klangmeditationen oder Klangübungen ändern.
- Begegne den Klängen der Klangschalen möglichst ohne Erwartungen. Öffne dich vielmehr für deine Erfahrungen und versuche, einfach bei deiner Wahrnehmung zu bleiben, ohne das, was du erlebst, zu analysieren oder zu bewerten.
- Sollten irgendwelche Klänge für dich unangenehm sein, dann stell die Lautstärke leiser oder beende die Übung. Eine solche Erfahrung kommt allerdings nur sehr selten vor. Sie kann aber wichtige Hinweise geben, worauf du bei dir achten sollst.
- Nach jeder Klangmeditation oder Klangübung ist es gut, wenn du dir noch einige Minuten Zeit zum Nachspüren nimmst. Gerade bei den einführenden Meditationen ist das besonders wichtig und wertvoll, da in diesem Zeitraum die Erfahrung integriert wird und Neuordnung geschehen kann.
- Reflektiere anschließend für dich: Was hast du wahrgenommen? Welche Gedanken, Ideen sind aufgetaucht? Welche Empfindungen konntest du beobachten? ... und wie ging es dir dabei und wie geht es dir jetzt?
- Notiere diese Beobachtungen und deine Erfahrungen gleich anschließend in deinem Klang-Tagebuch.

Dein Klang-Tagebuch – ein wertvoller Begleiter

Ich bin immer wieder aufs Neue erstaunt, was schon fünf Minuten Klang am Tag bewirken können. Angeregt durch eine Untersuchung des Professorenehepaars Hella und Luis Erler (siehe Exkurs Seite 30), habe ich zum Konzept der Klangtransformation ein Klang-Tagebuch entwickelt. Es ist ungemein wertvoll, solch ein Tagebuch zu führen, denn die Reflexion deiner Erfahrungen macht diese noch kostbarer.

Notiere täglich nach jedem Klangraum, den du dir gestaltet hast, deine Erfahrungen, dein Erleben, deine Gedanken, Gefühle – einfach alles, was sich in

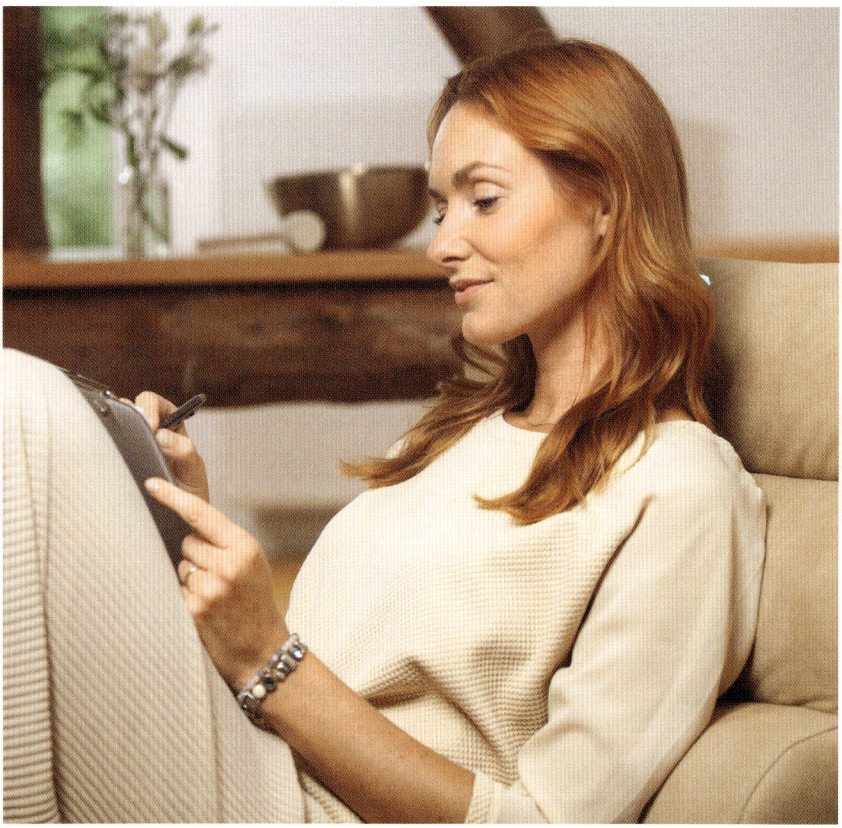

dir zeigt und was du beobachtest. Dafür reichen kurze Stichpunkte, in denen du festhältst, was du erlebt hast, wie es dir ergangen ist oder was dich bewegt hat und was in dir – im wahrsten Sinne des Wortes – zum Schwingen gekommen ist. Versuche, aus dem Bauch, aus dem Herzen heraus zu schreiben, nicht aus dem Kopf. Denn vielleicht gibt es ganz fantastische Erfahrungen oder Ideen, die dein Kopf gar nicht für möglich hält. Lass dich nicht einschränken, sondern vertraue deiner Fantasie und Intuition.

Es ist spannend zu bemerken, dass uns manches erst in der Reflexion bewusst wird, wir gerade kleine und doch wichtige Veränderungen erst dann bemerken, wenn wir sie zu Papier bringen oder jemandem davon erzählen. Außerdem ist solch ein Klang-Tagebuch ein wertvoller Beitrag zu deiner persönlichen Psychohygiene und allein deswegen schon eine Bereicherung!

Die Klänge der Klangschalen helfen uns nicht nur zu entspannen, sondern regen auch unsere Fantasie, Kreativität und Intuition an. Achte auch während des Tags auf deine Gedanken, Gefühle, auf Ideen oder Wünsche, die sich zeigen. Manchmal tauchen sie auch nachts in Träumen auf. Bring all das zu Papier und sammle deine wertvollen Erfahrungen und Ideen über die nächsten Wochen. Du wirst sehen, im Rückblick ist es ungemein spannend und aufschlussreich, wie sich dein Weg entfaltet hat.

Natürlich kannst du im Klang-Tagebuch auch malen oder zeichnen, wenn dir das mehr liegt – lass deiner Kreativität freien Lauf!

Kopiervorlage Klang-Tagebuch:
Ich habe für dich eine Kopiervorlage für solch ein »Klang-Tagebuch« erstellt, die du kostenfrei herunterladen kannst.
Download: Mein Klang-Tagebuch
Umfang: ca. 60 Seiten

Im Klang-Tagebuch findest du verschiedene Anregungen, um zu reflektieren, sowie genügend Platz, um deine Beobachtungen, Erkenntnisse, Ideen usw. festzuhalten. Grundsätzlich lässt sich jedes leere Buch oder Heft für deine täglichen Notizen als Klang-Tagebuch verwenden.

Exkurs: Untersuchungen zur Klang-Pause

Ich möchte dir hier von der sogenannten Klang-Pause erzählen, wie sie das Regensburger Professorenehepaar Dr. Hella und Dr. Luis Erler entwickelt und erforscht hat.

Die beiden sind in meinem Alter und wir haben uns über die Doktorarbeit von Dr. Christina Koller (siehe Seite 13) kennengelernt. In diesem Zusammenhang haben sich Hella und Luis Erler theoretisch mit der Wirkung des Klangs der Klangschalen in pädagogischen Arbeitsfeldern beschäftigt und waren davon begeistert und neugierig geworden. Deshalb absolvierten sie bei mir die Klangmassage Ausbildung und viele weitere Fachseminare. Im Zuge der eigenen Praxis entwickelten sie die Vorstellung, dass der Klang schon einer Klangschale – nur 2–5 Minuten angewendet – eine entspannende Wirkung haben müsste.

Damit war die Idee der Klang-Pause geboren. Es folgten vier wissenschaftliche Untersuchungen.

Zunächst galt ihr Augenmerk den Auswirkungen der Klang-Pausen auf Kinder in Kindergärten und Schulen.

Schon in dieser ersten Untersuchung wurde deutlich, dass sich die Kinder durch die kurzen, täglichen Klanginterventionen besser entspannen konnten, dass sie konzentrierter und ausgeglichener waren und auch in der Gruppe die allgemeine Atmosphäre harmonischer wurde.

Die nächste Untersuchung widmete sich den Erzieherinnen und Erziehern in den Kindertagesstätten, die durch den permanenten Lärmpegel und die oft großen Gruppen enormem Stress ausgesetzt sind. Und siehe da, in der Studie, die sie im Auftrag der Stadt München durchführten, kamen sie zu fast identischen Ergebnissen. Die Erzieherinnen und Erzieher berichteten von vielen positiven Auswirkungen, vor allem, dass die Arbeit insgesamt leichter geworden sei und sie mehr Energie hätten.

Auch beim Stressmanagement von Erwachsenen erzielte die tägliche Klang-Pause vergleichbare Effekte, wie zwei weitere Untersuchungen zeigen konnten.

Erste Erfahrungen mit den Klängen der Klangschalen

Und nun möchte ich dich zu einer ersten entspannenden Klangmeditation einladen, die dir einen Eindruck vermitteln kann, was dich in den nächsten Wochen erwartet.

KLANGMEDITATION: Hören – Lauschen – Wahrnehmen

Diese Klangmeditation ist eine wunderbare Möglichkeit, über die Klänge der Klangschalen in Kontakt mit dir selbst zu kommen. Sie dauert etwa 10 Minuten, die du dir selbst schenkst, denn du bist es dir wert!

Worum es in der Klangmeditation geht

In dieser Meditation lade ich dich ein, mit deiner Aufmerksamkeit den Klängen der Klangschalen zu folgen. Beginne damit, diese bewusst zu hören: ihre Vielfalt, die wohltuenden, obertonreichen Klänge, die eine sphärische Atmosphäre erzeugen. Macht das nicht Lust, den Klängen zu lauschen?

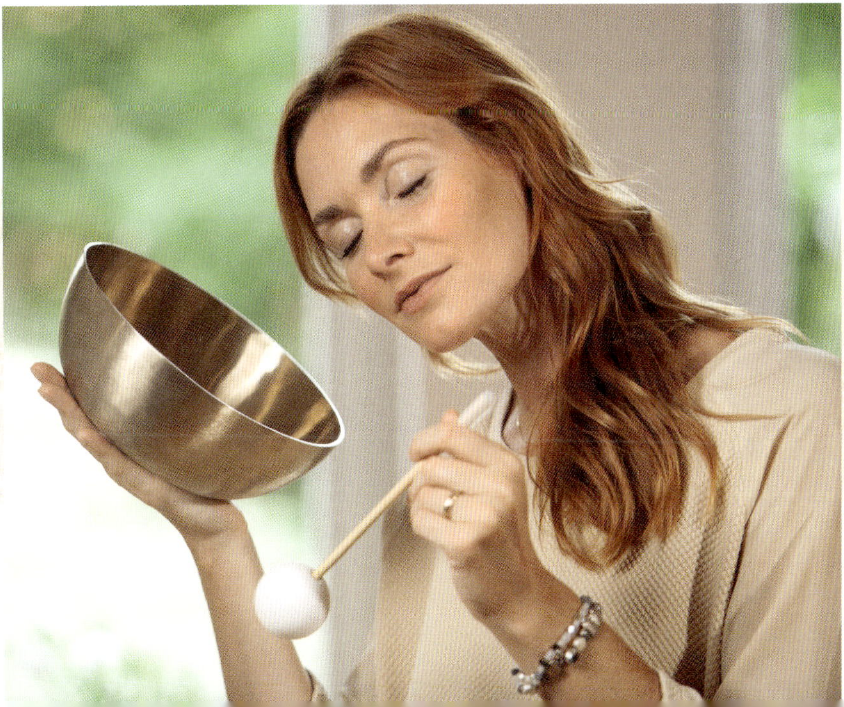

Das achtsame Lauschen ist uns allen in der auf Äußeres und Oberflächlichkeiten fixierten Welt von heute fremd geworden. Dabei ist ein achtsames Lauschen so wertvoll, da du so ganz bei dir sein kannst. Das Außen verliert an Bedeutung, tritt für einige Zeit in den Hintergrund. Du kannst beginnen, dich wieder zu spüren. Dabei ist es gut, die Augen zu schließen, denn Sehen lenkt ab und beeinträchtigt das Lauschen.

Manchmal gelingt es nicht sofort, abzuschalten, bei sich anzukommen. Das ist nicht weiter schlimm. Nimm das einfach wahr, ohne es zu bewerten. Dieses Akzeptieren, wie es ist, ist ein wichtiger Schlüssel zum Lebensglück und der Beginn einer jeden Veränderung.

Du genießt die harmonischen Klangschwingungen in dir und nimmst wahr, wie mehr und mehr Raum, Weite und reinigende Leere in dir entstehen. Es ist gut, dieses Gefühl eine Zeit lang zu genießen. Vielleicht kannst du auch Folgendes wahrnehmen:

Der Klang der Klangschale berührt unser Innerstes, er bringt die Seele zum Schwingen. Der Klang löst Spannungen, mobilisiert die Selbstheilungskräfte und setzt schöpferische Energien frei!

Während der Meditation stellt sich vielleicht schon eine erste Idee ein, wie dich die Klänge im Alltag unterstützen können. Entspannen, Wohlfühlen, einfach Sein – das tut so gut und stärkt dein Urvertrauen. Diese nährende, unversiegbare Quelle, die wir alle in uns tragen und mit der uns die Klänge in Verbindung bringen – das ist ungemein wertvoll! Und so lässt du die Klänge noch einige Minuten auf dich wirken und kommst dann ganz in deinem Tempo wieder ins Hier und Jetzt zurück.

Audio-Datei zur Klangmeditation:
Hören – Lauschen – Wahrnehmen
Dauer: etwa 15 Minuten

Durch diese erste Klangmeditation können wir oft schon die wunderbar unterstützende Wirkung spüren und die vielfältigen Anwendungsmöglichkeiten der Klangschalen erahnen. Ich habe diese Meditation schon unzählige Male live in Seminaren und bei meinen Online-Kursen durchgeführt. Dabei kommt es immer wieder zu erstaunlich positiven Erfahrungen, von denen ich dir gerne später (siehe Seite 54) berichten möchte.

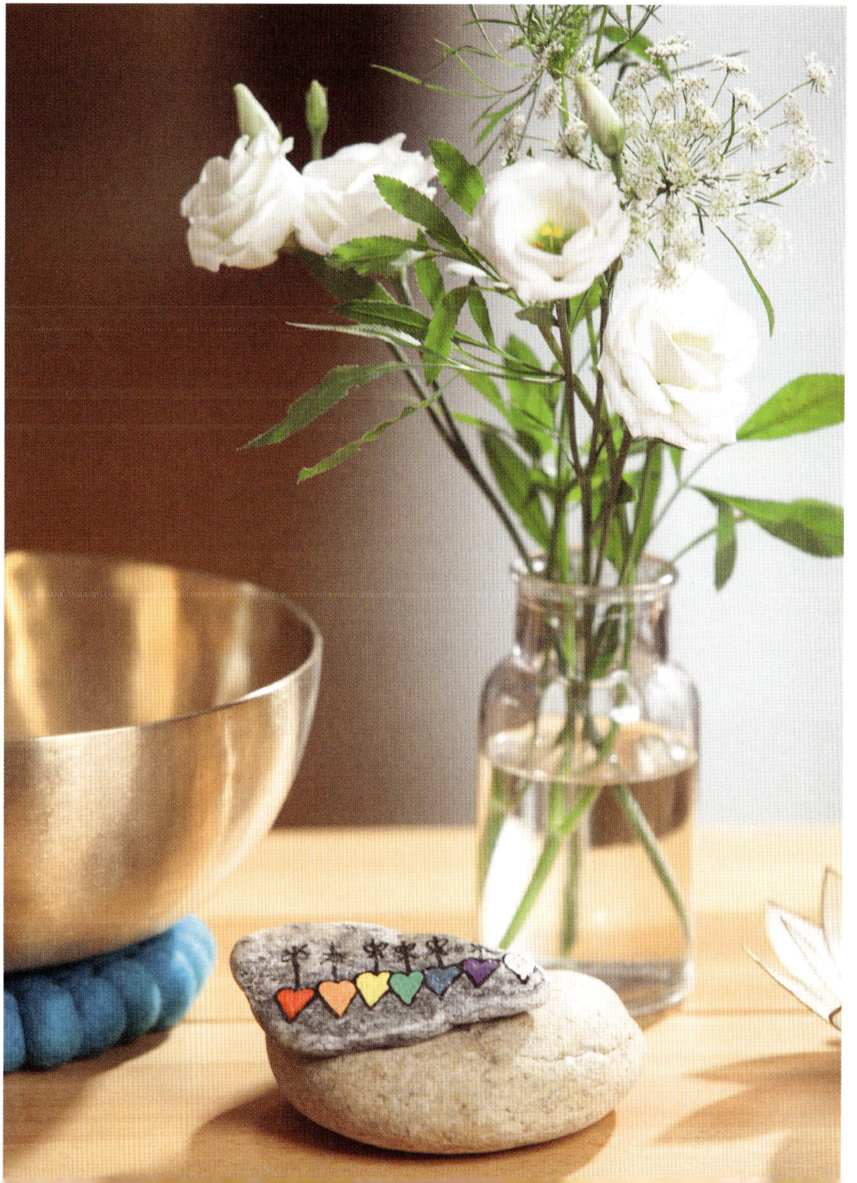

Es ist gut, diese Klangmeditation auf unserem gemeinsamen Weg (und natürlich auch darüber hinaus) immer wieder anzuhören und damit in diesen nährenden Raum der Entspannung und des Wohlgefühls einzutauchen. Du verbindest dich dabei mit dir selbst – ein schöneres Geschenk kannst du dir kaum machen.

Zeit für dich, deine wahren Bedürfnisse und Ziele

Mit diesem Buch hast du bereits die Entscheidung gefällt, dass du neue Erfahrungen machen, dich entwickeln und wachsen willst – dass du es dir wert bist. Dazu kann ich dir nur gratulieren!

Und vielleicht konntest du bei der Klangübung »Klang – Schwingung – Resonanz« und der Klangmeditation »Hören – Lauschen – Wahrnehmen« erste Erfahrungen mit den Klangschalenklängen für dich machen. Wenn du dich dabei schon wohlfühlen und entspannen konntest, dann ist das ganz wunderbar und der erste Schritt auf deinem Weg der Klangtransformation.

Dem Lauschen der Klangschalenklänge wohnt eine transformierende Kraft inne, wie sie durch kaum ein anderes Medium auf so leichte und wohltuende Weise erfahren wird.

Die Klänge laden uns ein, uns wieder zu spüren, wieder in einen innigen Kontakt zu uns selbst zu kommen. Sie helfen, die Gedanken zur Ruhe zu bringen und sowohl Körper wie auch Geist zu entspannen. Wir kommen ganz bei uns an, werden frei von äußeren Einflüssen, die unsere Lebensqualität beeinflussen, manchmal sogar bestimmen. Wir gelangen mithilfe der Klänge in einen inneren, nährenden Raum der Ruhe und Stille. Hier fühlen wir uns sicher, erkennen, was unsere wahren Bedürfnisse sind. Hier erlangen wir Klarheit, können Kraft und Energie schöpfen und haben Zugang zu unserer Kreativität und Intuition.

Hier sind wir ganz bei uns und damit sind die Klangräume oft die wertvollsten Momente des Tages. Je mehr dieser Momente wir sammeln, desto freier werden wir, desto klarer erkennen wir, was wir wirklich wollen, und können dies Schritt für Schritt in unserem Leben verwirklichen.

Deine persönlichen Ziele

Es kann sein, dass du schon weißt, was du mithilfe der Klangmeditation erreichen willst. Möglicherweise wird dir das aber auch erst nach und nach klar. Vielleicht möchtest du dir mit diesem Buch selbst ein Stück näher kommen, dich mit dir verbunden fühlen und deine Lebendigkeit und Energie spüren. Vielleicht hast du auch ein bestimmtes Anliegen, einen bestimmten Wunsch, ein Ziel oder eine Vision, die du mit der Klangtransformation verwirklichen willst, wie zum Beispiel:

- Ich wünsche mir mehr Gelassenheit und Lebensfreude.
- Ich möchte mit dem Rauchen aufhören und gesünder leben.
- Ich möchte mich mehr bewegen und mich fit fühlen.
- Ich wünsche mir eine erfüllende Partnerschaft.
- Ich wünsche mir einen Job, der mir Spaß macht und mich erfüllt.

All das kannst du mit auf unsere gemeinsame Reise nehmen. Doch das, was auf diesem Weg geschehen wird, lässt sich vorab nie sagen. Deshalb ist dein Wunsch oder deine Vision im Moment gar nicht so wichtig, da gerade für die Klangtransformation der altbekannte Spruch gilt: Der Weg ist das Ziel.

Und vielleicht verändert sich dein Ziel durch das, was du in den nächsten Wochen erleben wirst – niemand kann das jetzt wissen. Sei mutig und lass dich von dir selbst überraschen.

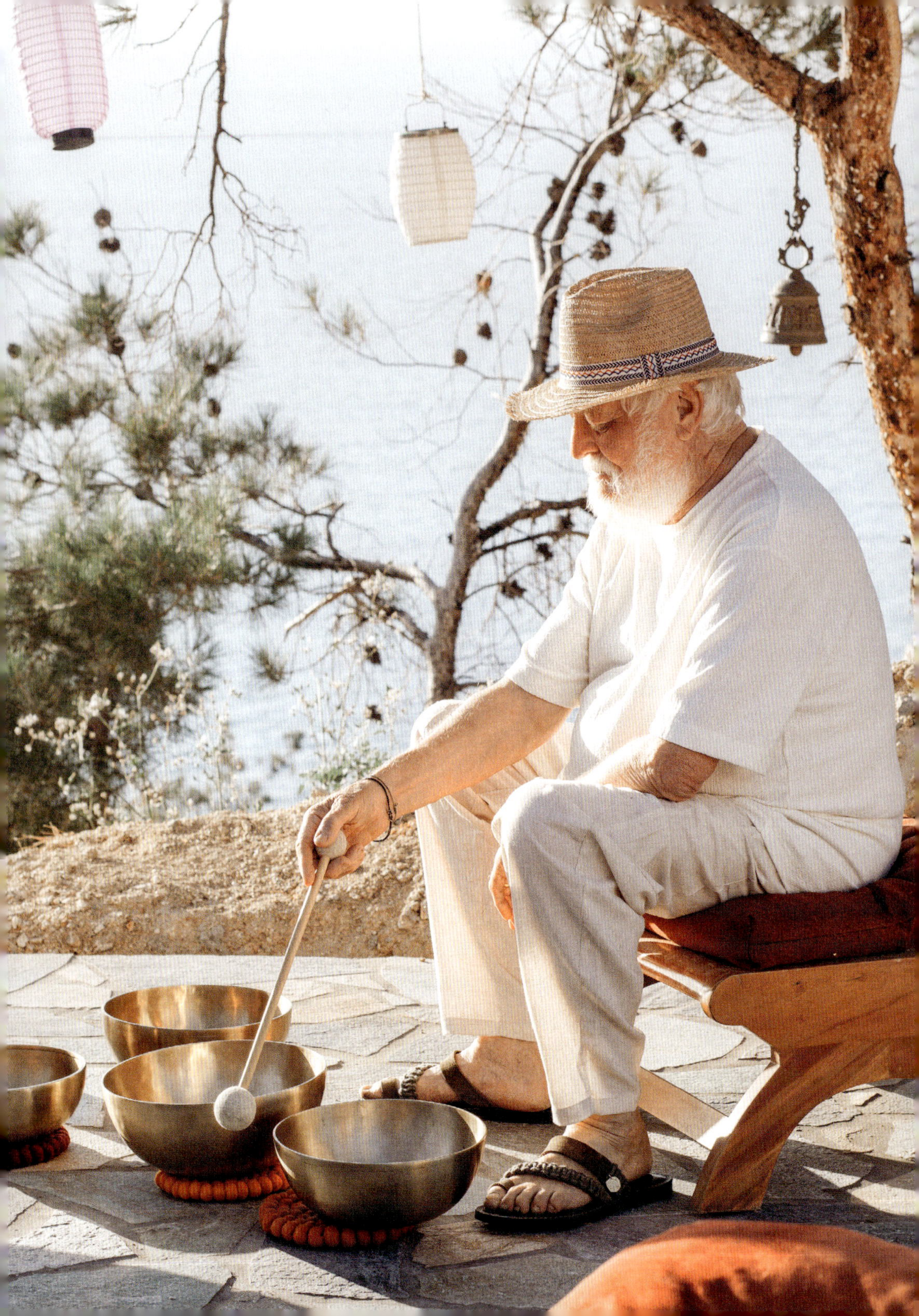

Ankommen bei mir – meine Geschichte

Um dir das Prinzip der Klangtransformation noch ein Stück näher zu bringen, möchte ich dir von meinem ganz persönlichen Lebensweg erzählen. Vor etwa 40 Jahren gab es in meinem Leben eine radikale Wende, eine Transformation, für die ich unendlich dankbar bin und die mit einer Reise nach Nepal begann. Was ich dabei erlebt habe, ähnelt stark den Erfahrungen der Menschen, die in unseren Seminaren mit den Klängen der Klangschalen in Berührung kommen. Meine Geschichte kann dir einen Eindruck davon vermitteln, wie sehr sich das Leben verwandeln kann, wenn wir unsere innere Haltung ändern.

Lange Zeit war ich mit meinem Leben sehr unzufrieden. Erst bei dieser Reise nach Nepal, einer einjährigen Forschungsreise, bei der ich den Klängen der Klangschalen begegnete, wurde mir klar, wie viel ich selbst in der Hand habe. Und so spiegeln sich in meiner Lebensgeschichte die sieben Etappen der Klangtransformation.

Meine Lebensgeschichte und mein Wandlungsprozess

Ich wurde 1941 als Kriegskind geboren. Noch heute kann ich mich an prägende Erlebnisse wie die Bomber der Amerikaner erinnern. Wir waren vier Kinder. Mein Zwillingsbruder starb jedoch mit zwei Jahren. Wenige Jahre später fiel mein Vater in den letzten Tagen des Krieges. Und so wuchs ich mit meiner älteren Schwester und meinem jüngeren Bruder als Halbwaise auf – wie so viele Kinder dieser Zeit. Wir lebten in einem kleinen Häuschen in dem ländlichen und erzkatholischen Petersberg bei Fulda.

Meine Mutter habe ich als sehr strenge, eher distanzierte und gottesfürchtige Frau in Erinnerung. Auch wenn mir als Erwachsener klar wurde, dass sie mit der gesamten Situation überfordert gewesen war und ihr Bestes getan hatte, um uns Kinder großzuziehen, blieb doch das Gefühl, ungeliebt zu sein. Heute würde ich sagen, sie war in dieser herausfordernden Zeit eine verantwortungsvolle und wunderbare Frau und Mutter.

Begleitet wurde meine Erziehung im Kindergarten durch strenge katholische Schwestern. Auch die Schule war autoritär. Viele meiner Lehrer waren alte Nazis mit entsprechenden Erziehungs- und Züchtigungsmethoden. Und so fühlte ich mich auch hier von allen unverstanden und ungeliebt, hatte das Gefühl, die Welt ist gegen mich und ich müsse um alles kämpfen.

Auf der Suche nach Werten und Sinn

Doch es gab eine Oase in meiner Kinder- und Jugendzeit: das Franziskaner-Kloster in Fulda. Die Patres waren verständnisvoll und es gab hier eine wunderbare Bibliothek, die mich faszinierte. So fasste ich den Entschluss, Franziskanerpater zu werden, um später »den armen Menschen in Brasilien« zu helfen, von denen mir erzählt wurde.

Heimlich, ohne das Wissen meiner Mutter, machte ich also eines Tages die Aufnahmeprüfung für das Franziskanerinternat in Watersleyden in Südholland. Wider meinen Erwartungen bestand ich die Prüfung und ich musste meine Mutter von meinem Vorhaben erzählen. Das gab ordentlich Prügel. Doch ich setzte mich gegen ihren Willen durch und landete mit einem großen Holzkreuz auf der Brust im Klosterinternat.

Nach kurzer Zeit wurde mir klar, dass auch hier nicht alles gut und harmonisch war. Für mich gab es viele Widersprüche zwischen dem katholischen Anspruch und dem wirklichen Umgang miteinander. Es regte sich Widerstand in mir, der sich in vielfältigen Aktionen und Streichen äußerte. Mein aufsässiges Benehmen führte letztlich dazu, dass ich aus dem Internat flog.

Wieder zurück im konservativen Fulda, schloss ich das Gymnasium und dann eine Ausbildung zum Ingenieur der Physikalischen Technik ab. Doch schon nach wenigen Berufsjahren wollte ich etwas anderes tun. So begann ich ein Studium an der Technischen Hochschule Darmstadt, um Berufsschullehrer für Elektrotechnik und Politik zu werden. Ich wollte es anders machen als die autoritären Lehrer meiner Schulzeit. Mein Unterricht ging von praktischen Tätigkeiten aus, die Theorie knüpfte daran an. In dieser Zeit konnte ich den Satz »Aus der Praxis – für die Praxis« verinnerlichen, der mir seither immer ein guter Berater geblieben ist. Und so konnte ich manche Erfolge mit den oft schwierigen Berufsschülern verzeichnen.

Lebensglück und Anstoß für Neues

In dieser Zeit heiratete ich und bekam mit meiner Frau Jozina zwei wunderbare Kinder: Jana und Boris. Wir zogen von Bremen aufs Land und ich genoss es, mich neben meiner Arbeit mit Permakultur zu befassen, selbst Obst und Gemüse anzubauen und eigene Tiere zu halten. Wir waren viel auf Reisen und führten ein gutes Leben. Eigentlich hätte ich mit meinem Leben zufrieden sein können. Als Arbeiterkind hatte ich beruflich viel erreicht. Trotzdem quälten mich eine innere Unruhe und Unzufriedenheit. Ich hatte das Gefühl, noch nicht den richtigen Platz in meinem Leben gefunden zu haben.

Dann erkrankte meine Frau an Krebs, was mich völlig aus der Bahn warf und mich am Leben zweifeln ließ. Ich begann, mich mit alternativen Heilmethoden zu beschäftigen. Besonders faszinierten mich die Kirlianfotografie, Orgonenergie und Radiästhesie, die von der Wissenschaft gern als Unsinn abgetan werden. Doch ich machte viele spannende Erfahrungen damit, was mein Interesse und meinen Forschergeist weckte.

Meine Frau wurde durch die Kombination von wirkungsvollen alternativen Heilmethoden und schulmedizinischer Behandlung durch Ärzte vom Krebs geheilt. Mein Interesse an alternativen Heilmethoden blieb und ich wollte mehr über sie erfahren. Mein guter Freund Prof. Dr. Niels Gutschow erforschte zu jener Zeit als Architekt die Kunst und Rituale Nepals. Er empfahl mir, für ein Jahr nach Nepal zu gehen, um dort meine Erfahrungen zu erweitern. Ich war sofort Feuer und Flamme und wollte unbedingt dorthin. Doch leichter gesagt als getan. Wie sollte ich das Geld auftreiben, um einen einjährigen Forschungsaufenthalt und das Leben meiner Familie zu finanzieren?

Der Wunsch, nach Nepal zu gehen, war unglaublich stark und ich hatte ihn voll verinnerlicht. All meine Aufmerksamkeit konzentrierte sich auf diesen Wunsch und ich erzählte verschiedensten Leuten davon. Heute würde ich sagen, ich ging mit meinem Wunsch in Resonanz und das wirkte im Außen. Und so war es auch – durch einen Zufall stieß ich auf einen großzügigen Sponsor, der sich für meine Arbeit interessierte und meine Forschung finanzierte. So erfüllte sich mein Wunsch, ich ging nach Nepal und erforschte dort besondere Kraftplätze und Energien. Meine Familie besuchte mich zweimal für längere Zeit.

Die Transformation

In Nepal eröffneten sich mir unzählige neue Erfahrungen. Am Anfang ging ich noch mit meinem deutschen Ingenieurskopf an die Dinge heran. Schließlich wurde ich lockerer und konnte auch innerlich entspannen. Ich fühlte mich einfach nur wohl in dieser neuen Umgebung und interessierte mich für die Rituale und all das faszinierende Geschehen um mich herum. So wurde diese Forschungsreise für mich mehr und mehr zu einem Raum der Gelassenheit, des Wohlgefühls und der Entwicklung, in dem ich bei mir selbst ankommen und aus mir heraus Neues entdecken konnte. Ein Raum, wie ich ihn bisher noch nicht gekannt hatte, ein Raum der unendlichen Möglichkeiten. Das war der

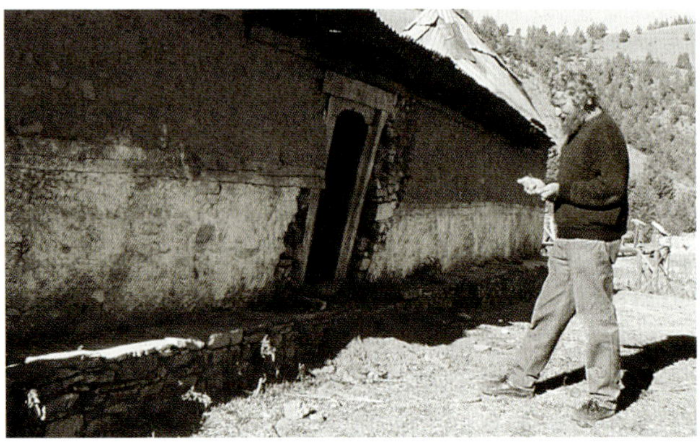

Erforschung von Kraftplätzen in Nepal.

Beginn meiner Transformation – hin zu einem völlig neuen, positiven Lebensgefühl.

Ich fühlte mich immer wohler und freier, wodurch ich die Welt selbst offener und positiver wahrnahm. Plötzlich war es so, als hätte sich ein Schalter umgelegt. Ich stand mitten auf dem Durbar Square in der Königsstadt Bhaktapur und spürte mich ganz in mir und bei mir. Ich fühlte mich als Zentrum in der mich umgebenden Welt mit all ihren vielen Entwicklungsmöglichkeiten. Ich war glücklich und sicher und auf einmal sehr dankbar für mein vergangenes Leben, über das ich mich sonst immer beklagt hatte. Ich wollte keinen Moment davon missen, denn ich erkannte, dass all die Erfahrungen und Herausforderungen mich hierher nach Nepal geführt hatten. Ich nahm auf einmal auch das Gute in meinem Leben wahr, all die Unterstützung, die ich erhalten hatte. Es war wie eine erhellende Erkenntnis, die alles in ein neues Licht tauchte. Auf einmal spürte ich von ganzem Herzen, dass ich ein gutes Leben lebte – und das ist bis heute so geblieben. Mit meiner Mutter habe ich tiefen Frieden geschlossen, ich konnte sie dank dieser neuen Sichtweise lieben und sie später auch gut verabschieden.

Auf dieser Reise wurde mir auch bewusst, was uns hier im Westen fehlt, nämlich die Verbindung zum »Spirituellen«. Hatte ich durch die Erkrankung meiner Frau schon erfahren, wie wichtig es für die Heilung ist, Körper, Geist und Seele als Einheit zu begreifen, so erkannte ich jetzt noch tiefer, wie wichtig die Spiritualität als Gegenpol zum Materiellen ist. Die buddhistischen Pujas, die Rituale der Newar und schamanische Heilungszeremonien, denen ich beiwohnte, verdeutlichten mir dies. Dabei erlebte ich Klang und Rhythmus als wichtigen Schlüssel zu dieser immateriellen Welt. Die Klangschalen, die ich in dieser Zeit kennenlernte, faszinierten mich von Anfang an. Einerseits waren sie so einfach zu spielen und andererseits eröffneten ihre kosmischen Klänge einen schier unendlichen inneren Raum. Einen trancehaften Raum, wie ich ihn auch bei den Ritualen und Heilungszeremonien erlebt hatte. So entstand in mir die Idee, dass die Klangschalen mit ihren harmonischen Klängen für uns westlich geprägte Menschen wie ein Türöffner zu dieser anderen Erfahrungswelt sein könnten. Das wollte ich in Deutschland in meinen Selbsterfahrungsseminaren zur Persönlichkeitsentwicklung ausprobieren. Und so steckten bei mei-

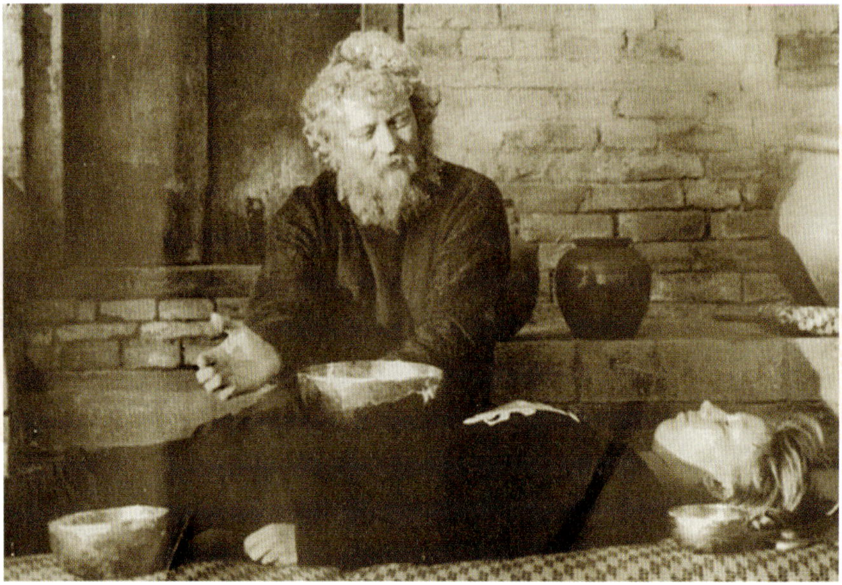

Erste Erfahrungen mit der Klangmassage.

ner Rückkehr Klangschalen mit einem Gewicht von über 70 Kilo in meinem Gepäck.

Klänge als Leitmedium

Ich hatte schon in Nepal viel experimentiert und eine Idee, wie man die Klangschalen in die Körperarbeit integrieren könnte. Die Seminarteilnehmenden waren sehr aufgeschlossen und wir fingen einfach an. Dieses Prinzip des Ausprobierens, auch wenn es anfangs noch nicht perfekt ist, hat mich auf meinem weiteren Lebensweg geprägt. Ich konnte es kaum glauben, welche positiven Wirkungen die Klänge auf die Menschen hatten und wie schnell sie dadurch zu zentralen Punkten in ihrer Entwicklung kamen – sowohl seelisch wie auch körperlich. Die Klänge waren wie ein Beschleuniger, der zu mehr Klarheit führte und ebenso zur Lösung körperlicher Probleme beitrug. Heute weiß ich: Die Klänge zeigen uns, wo wir in Resonanz sind und wo nicht. So können wir das stärken, was gut ist, und dort Veränderungen angehen, wo etwas nicht stimmig ist. Hierbei spielt das Prinzip der Resonanz eine wesentliche Rolle, das durch nichts so direkt erfahrbar und nutzbar ist wie durch die Klänge der Klangschalen. Durch Experimentieren und das Sammeln praktischer Erfahrungen entwickelte ich das Konzept der Klangmassage, wie sie seit 1984 von mir und den autorisierten Klangmassage-Ausbildenden als ganzheitliche Entspannungsmethode weltweit gelehrt wird.

Diese prägende Wende und all die damit verbundenen Erfahrungen liegen mittlerweile 40 Jahre zurück. Mein Leben hat sich seither radikal zum Positiven verändert, ich gehe anders, konstruktiver damit um. Natürlich gibt es weiterhin Herausforderungen und Hindernisse. Manche davon waren sehr schwer, wie der Tod meines Sohnes Boris, manche waren leichter zu überwinden. Und ich weiß, dass es auch in Zukunft noch Herausforderungen geben wird. Doch ich beklage mich nicht mehr, ich empfinde sie nicht mehr als Strafe und mich nicht mehr als Opfer. Vielmehr weiß ich heute, dass Herausforderungen ein Teil des Lebens sind und eine Chance zur Weiterentwicklung – ohne sie gibt es kein Wachstum. Das verleiht mir ein gutes Gefühl. Daher empfinde ich das, was ich in meinem Leben geschaffen habe, nicht als Arbeit, sondern als Freude und als Geschenk.

Was hat meine Geschichte mit dir und deinem Weg zu tun?

Vielleicht hast du in meiner Lebensgeschichte Ähnlichkeiten mit deinem Leben entdeckt? Vielleicht möchtest du in deinem Leben auch etwas verändern? Vielleicht fühlst auch du dich nicht verstanden und ungeliebt? Vielleicht fühlst du eine Leere oder eine Sehnsucht in dir, der du endlich nachgehen möchtest, hast einen Wunsch nach Veränderung?

Natürlich kann nicht jeder ein Jahr nach Nepal gehen. Aber das ist auch gar nicht notwendig. Denn diese Räume der Entwicklung, die sich mir damals boten, kannst du dir hier in deinem Alltag schaffen. Und nichts ist dazu so gut geeignet wie die Klänge der Klangschalen. Sie öffnen auf unvergleichliche Weise Entwicklungs- und Entfaltungsräume, die wir alle in uns tragen. Du kannst mit

Hilfe der Klänge zu dir kommen und eine neue Welt in dir entdecken. Du wirst mit jeder Klangwelle immer freier und knüpfst immer stärker an dein Urvertrauen an, das tief in dir liegt – auch wenn es vielleicht durch andere Erfahrungen überdeckt ist. Mit den Klängen wirst du es wieder freilegen und daraus schöpfen können. Denn mit jedem Klangraum, den du dir schenkst, kommst du mehr und mehr bei dir selbst an, spürst deine wahren Bedürfnisse und all das Potenzial, das du in dir trägst.

Der Klang der Klangschalen macht dich stark! Er hilft dir, das zu verändern und das zu tun, was für dich wichtig ist – Schritt für Schritt!

Genau das ist für mich der Weg der Klangtransformation, der aus den Erfahrungen, die ich in Nepal mit der heilsamen Wirkung der Klänge machen durfte, entstanden ist. Auf diesem Weg der Klangtransformation geschieht die Entwicklung ganz ähnlich, wie ich sie beschrieben und wie ich sie schon Tausende Male bei den Teilnehmenden meiner Seminare erlebt habe.

Mein Entwicklungsrahmen in Nepal ermöglichte mir einen Weg des persönlichen Wachstums, für den ich unendlich dankbar bin und den du auf ähnliche Weise mit dem Konzept und den sieben Etappen der Klangtransformation beschreiten kannst:

1. ETAPPE: In Nepal betrat ich einen neuen Raum, frei von alten Erfahrungen und Einschränkungen. Hier konnte ich loslassen, entspannen, Ruhe finden und wieder bei mir ankommen.

2. ETAPPE: Dieser Raum und die freundlichen, gelassenen Menschen gaben mir ein Gefühl der Sicherheit. Ich spürte: Alles ist gut, genauso, wie es ist! Ich konnte mein Leben akzeptieren, genauso, wie es war.

3. ETAPPE: Ich war ganz bei mir, getragen von der Gemeinschaft, die nichts von mir forderte. Ich konnte mein Leben von einer höheren Warte aus betrachten und erkennen, was mich herausgefordert hat und was meine ganz eigenen Bedürfnisse waren. Durch diese Klarheit konnte ich Ideen für mein zukünftiges Leben entwickeln und den nötigen Mut aufbringen, diese zu verwirklichen.

4. ETAPPE: Ich begab mich auf den Weg – Schritt für Schritt. Durch meine energetischen Untersuchungen und die Erfahrungen bei Ritualen, Festen und Meditationen wurde ich auf das Thema der Polarität aufmerksam. Ich erkannte auf einmal in allen möglichen Lebensbereichen dieses Prinzip und erlebte, wie sehr es mich stärkt und welch große Bedeutung die Polarität im Leben spielt.

5. ETAPPE: Auf meinem Weg begegnete ich auch Herausforderungen und meinen inneren Dämonen. Nur begriff ich sie jetzt nicht mehr als Hindernisse, sondern vielmehr als Chancen, durch die ich wachsen konnte. All das, womit ich so lange in meinem Leben gehadert hatte, konnte ich nun bewusst und achtsam verabschieden. Dadurch wurde ich innerlich frei für Neues.

6. ETAPPE: Ich nahm das Prinzip der Resonanz deutlich wahr. Rückblickend erkannte ich, dass mein starker Wunsch, nach Nepal zu gehen, die Reise ermöglicht hatte. Indem ich so viel über meine Wünsche gesprochen hatte – also ins Tun gekommen bin –, kamen die entsprechenden Kontakte erst zustande. Meine Begeisterung war ansteckend und so erfuhr ich von verschiedensten Seiten Unterstützung.

7. ETAPPE: Bei all dem spielten die in Nepal ständig gegenwärtigen Klänge und Rhythmen eine zentrale Rolle. So entstand in mir Schritt für Schritt ein neues Lebensmuster, eine neue Lebensqualität. Ich habe meinen Weg und meinen Platz im Leben gefunden und dafür bin ich unendlich dankbar. Und ich glaube fest daran, dass der Weg der Klangtransformation dieses Geschenk auch für dich bereithält.

Bevor du dich nun auf deine eigene Reise der Klangtransformation begibst, biete ich dir auf den folgenden zwei Seiten einen Überblick, was dich auf den sieben Etappen erwartet.

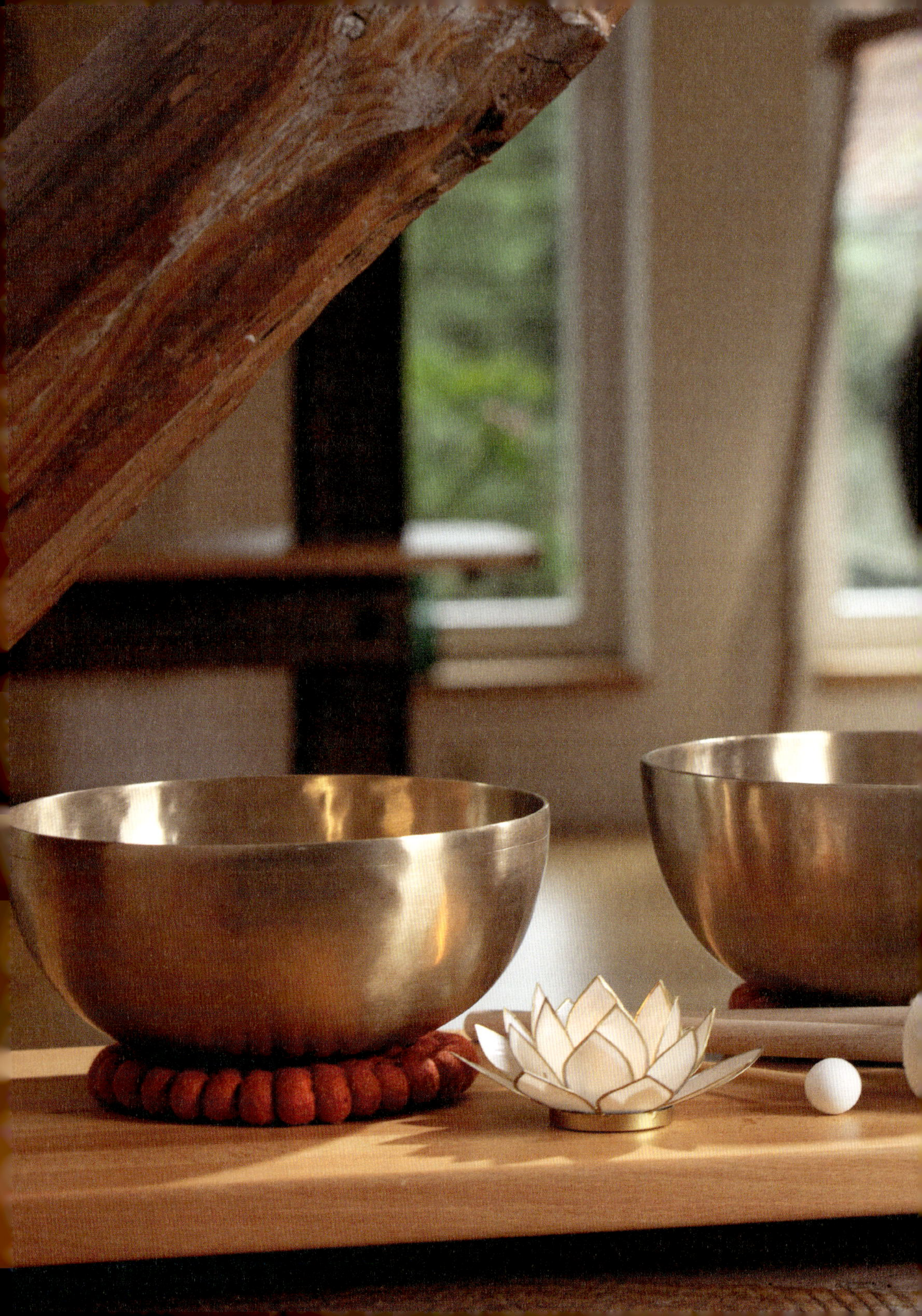

Deine Reise der Klangtransformation beginnt!

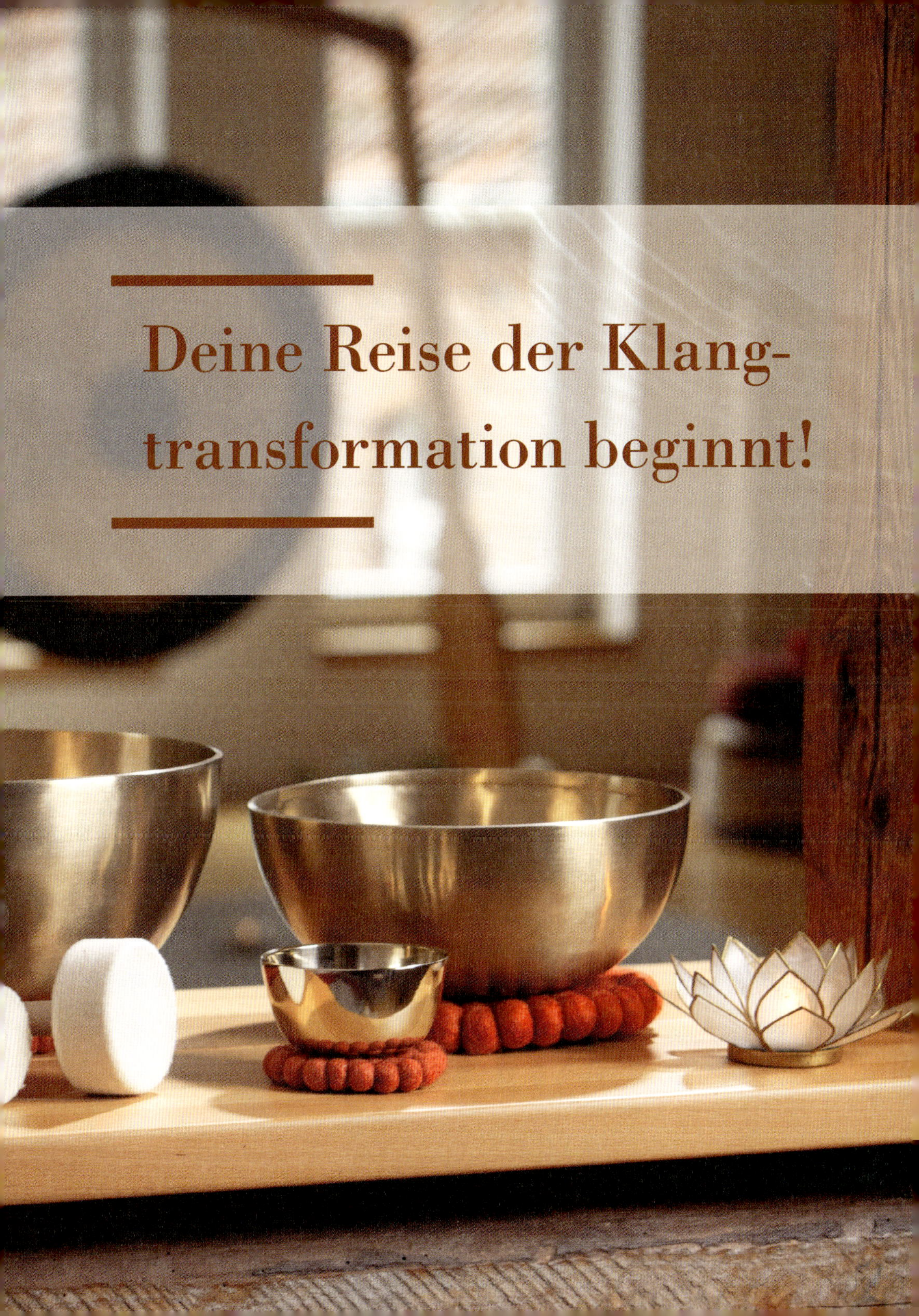

Die sieben Etappen der Klangtransformation

1. Mein Klangraum zum Wohlfühlen und Entspannen

Mit den Klängen der Klangschale können wir ganz leicht innere Räume für uns gestalten, die uns helfen, zur Ruhe zu kommen, zu entspannen, uns wohl und sicher zu fühlen und ein Gefühl der Weite zu erleben – wunderbare Klangräume.

2. Es ist, wie es ist – ich bin gut so, wie ich bin

Aus dieser Entspannung und Ruhe heraus ist es uns möglich, wie von einer höheren Warte aus auf uns selbst, auf all unsere Erfahrungen, Erlebnisse, auf bestimmte Situationen und unser Leben zu schauen – auf eine unaufgeregte, distanzierte und doch liebevolle und wertschätzende Weise. So können wir das Jetzt akzeptieren und das ist der Anfang jeder Veränderung.

3. Klarheit gewinnen über meine wahren Bedürfnisse

Durch diese neutrale Betrachtung können wir Erkenntnisse gewinnen, die eine weitere Voraussetzung für Veränderung, für Transformation schaffen. Wir erkennen unsere wahren Bedürfnisse, die uns den Weg weisen. Wir beginnen, unsere Fixierung auf Probleme hinter uns zu lassen und stattdessen unseren Blick auf Ressourcen und Potenziale zu richten.

4. Ich schöpfe aus der Kraft der Polarität

Von dort aus beschreiten wir unseren Weg. Dabei ist jeder Weg, genau wie jeder Mensch, einmalig und ganz individuell. Wir sind uns bewusst, dass Körper, Geist und Seele eine Einheit sind. Auf dem Weg machen wir neue Erfahrungen, erlangen weitere neue Erkenntnisse. Wir beginnen unseren Geist von materiellen Anhaftungen zu befreien und öffnen uns der Kreativität und Intuition. Wir verbinden dabei die Kraft unserer Gedanken mit der Energie unserer Handlungen.

5. Hindernisse wertschätzen und verabschieden

Auf dem Weg erkennen wir auch Hindernisse und begegnen vielleicht unseren inneren Dämonen. Dabei verstehen wir, dass diese Herausforderungen immer auch eine Chance sind zu wachsen. Dankbar können wir nun überholte Glaubenssätze und Verhaltensmuster verabschieden und Neues in unser Leben einladen. Mithilfe der Klänge gehen wir Schritt für Schritt unseren Weg und öffnen uns mehr und mehr der Schönheit des Lebens, die sich auch in den kleinen Dingen des Alltags offenbart. Dabei orientieren wir uns an dem, was gut läuft, was leicht geht, und nutzen dabei unsere Ressourcen.

6. Das Prinzip der Resonanz – wie innen so außen

So entfalten wir nach und nach unser Entwicklungspotenzial und beginnen, unser Leben aktiv zu gestalten – ein glückliches, freies und selbstbestimmtes Leben! Wir verinnerlichen unsere wahren Bedürfnisse und Wünsche und strahlen diese auch nach außen aus. Damit öffnen wir uns unterstützende Begegnungen, Ideen, Momente und verwirklichen mehr und mehr das in unserem Leben, was uns wirklich wichtig ist und guttut.

7. Mein neues Lebensgefühl kultivieren

Auf unserem Weg handeln wir, werden selbstwirksam und stärken das bereits verinnerlichte, neue Lebensmuster, das uns fortan dauerhaft zur Verfügung steht. Durch den Prozess der Klangtransformation haben wir uns genährt, sind stark, kreativ und resilient geworden. So können wir fortan den Herausforderungen des Lebens gelassener begegnen, unsere wahrhaftigen Ziele verwirklichen und aus unserem Urvertrauen schöpfen. Das Handwerkszeug der Klangtransformation steht uns hierfür jederzeit zur Verfügung.

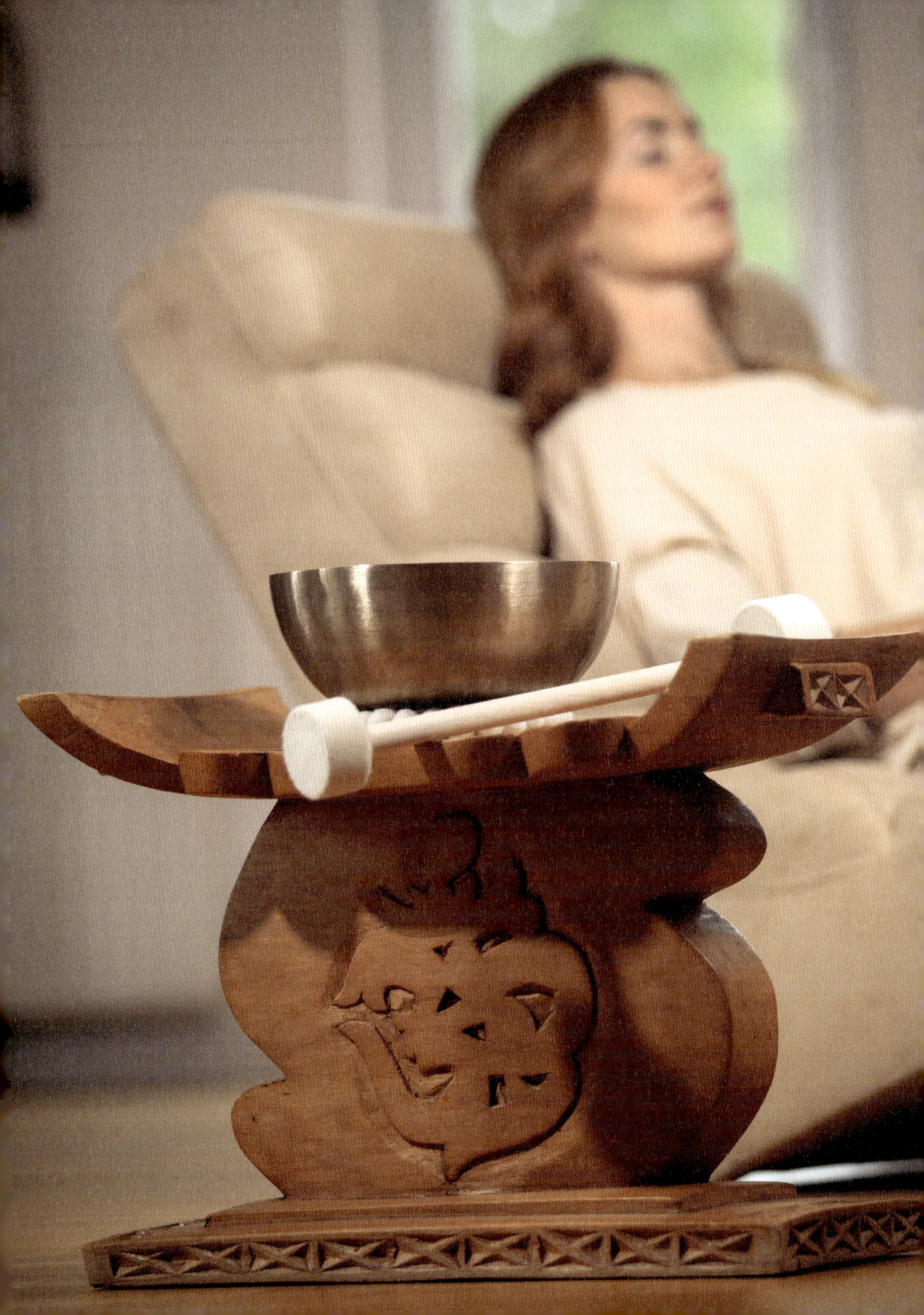

1. ETAPPE: Mein Klangraum zum Wohlfühlen und Entspannen

Mit den Klängen das Urvertrauen stärken

Im Laufe der vergangenen vier Jahrzehnte durfte ich so viele Menschen in meinen Seminaren mit den wunderbaren Klängen der Klangschalen begleiten. Unzählige Male konnte ich dabei die vielfältigen positiven Wirkungen beobachten. Meine wichtigste Erkenntnis ist jedoch:

Die harmonischen Klänge der Klangschalen wecken eine Erinnerung, die wir alle in uns tragen – sie wecken unser Urvertrauen!

Es liegt tief in uns, in jedem von uns, auch wenn es vielleicht durch schwierige Lebenserfahrungen überdeckt ist. Scheinbar mühelos eröffnen die Klänge auf einzigartige Weise einen direkten Zugang zu dieser wunderbaren Quelle in uns, die eine so wichtige Basis für ein erfülltes Leben ist. Und so geht es in dieser ersten Etappe unseres Weges darum, dass du für dich die Klänge nutzt, um dich wohlzufühlen und zu entspannen, sodass du an dein Urvertrauen anknüpfen kannst. Indem du regelmäßig für dich die Kraftquelle Klang erlebst und kultivierst, schaffst du einen wertvollen Gegenpol zu den vielfältigen Herausforderungen des Lebens. Dieses Wohlfühlen und Entspannen und das damit verbundene tiefe Vertrauen ist eine tragfähige, Sicherheit spendende Basis, von der aus alle weiteren Etappen unseres Weges erreicht werden können.

Exkurs: Klänge sind uns zutiefst vertraut

Die Klänge der Klangschalen scheinen uns Menschen auf besondere Weise vertraut. Vielleicht liegt es daran, dass sie uns an unsere kosmische Heimat erinnern. Oder es hat damit zu tun, dass uns die Klänge in ihrer einfachen Struktur und mit ihrem Obertonreichtum an die Geräuschkulisse erinnern, die wir als Embryos im Mutterleib erlebt haben. Mit den Klängen sprechen wir den Hör- und Tastsinn an, die Sinne, die bereits in der vorgeburtlichen Zeit voll ausgeprägt sind. So scheinen wir an eine Ur-Erfahrung des Geborgenseins, der Verbundenheit und des Vertrauens anzuknüpfen, an eine Erfahrung der natürlichen Entwicklung und des Wachstums. Das wird für mich besonders schön bei den Teilnehmenden der »Basic Trust – Urvertrauen leben!«-Seminarreihe meiner jetzigen Frau Emily sichtbar, bei der die Menschen über mehrere Tage intensiv in das Thema Urvertrauen und Klang eintauchen.

Spannend ist, dass Hör- und Tastsinn zugleich die letzten Sinne sind, die am Lebensende erlöschen. Für mich verbinden uns die kosmisch anmutenden Klänge der Klangschalen auf geheimnisvolle Weise mit der Ursuppe, aus der wir alle kommen und in die wir zurückkehren.

Diese Vertrauen stiftende Qualität der Klangschalen ist natürlich für alle möglichen Arbeitsfelder bereichernd. Doch besonders berühren mich Fallbeispiele aus der Arbeit mit Früh- und Neugeborenen oder mit Menschen am Lebensende in der Palliativbegleitung.

Klänge im traditionellen Heilwesen

Alle traditionellen Heiler in Nepal, wie die Schamanen, der Phu Baidya, der tantrische Priester, der Acacu und die Acima, nutzen Trancezustände für Heilungsprozesse. Klänge und Rhythmen spielen hier eine wichtige Rolle.

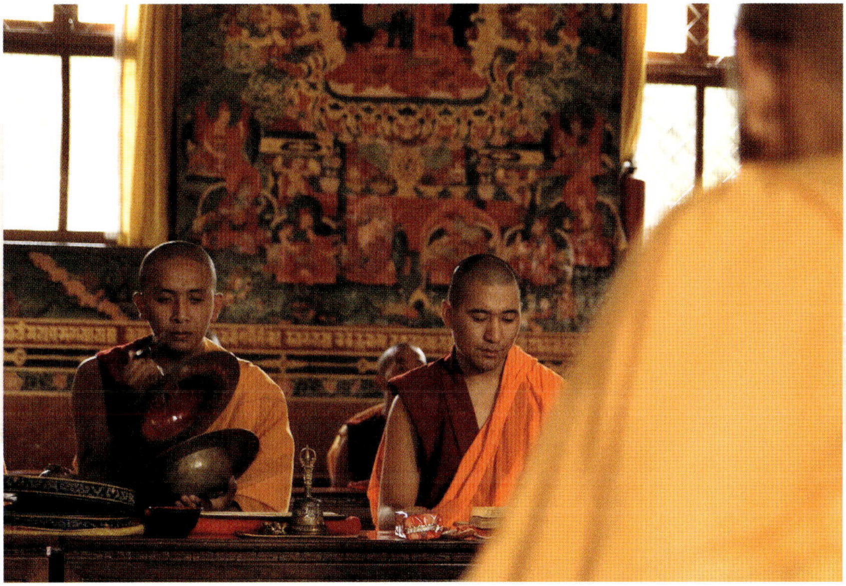

Traditionelle buddhistische Meditation (Puja) in Nepal, bei der Klänge allgegenwärtig sind.

In der Königsstadt Bhaktapur in Nepal, die mir zur zweiten Heimat geworden ist, erklingen fast rund um die Uhr Klänge. Da ist das ständige Läuten der Tempelglocken; da sind die Musikgruppen, die durch die Stadt ziehen; da sind die Klänge, die aus den buddhistischen Klöstern tönen; da ist das Gemurmel von Gebeten, begleitet von Trommel- und Zimbelklängen, die von den unzähligen kleinen Tempeln erklingen. Diese ständige Präsenz der Klänge hat mich von Anfang an fasziniert. Es ist, als ob sie auf das Leben in der Stadt wirken und damit eine natürliche Ordnung wahren. In der Tat haben in Bhaktapur die traditionellen Musikgruppen der Newar, einer der ältesten Volksgruppen im Kathmandutal, die Aufgabe, mit ihrer Musik die Götter zu besänftigen und uns Menschen mit den Klängen die Möglichkeit zur Heilung zu geben.

Was passiert beim Lauschen der Klänge?

Eine wunderbare Möglichkeit, um die wohltuende Wirkung der Klänge zu erfahren, ist die Klangmeditation »Hören – Lauschen – Wahrnehmen«, die du auf Seite 31 kennengelernt und vielleicht auch schon angehört hast. Ich möchte dich einladen, sie jetzt zu wiederholen und darauf zu achten, ob es einen Unterschied zur ersten Erfahrung gibt. Falls du sie noch nicht angehört hast, ist jetzt der richtige Moment, um diese entspannende Klangmeditation zu genießen.

Nimm dir im Anschluss etwas Zeit, um in Stille einige Minuten nachzuspüren, und notiere dann im Klang-Tagebuch, was du erfahren und beobachtet hast. Hierzu findest du eine vorbereitete Seite.

Hinweis

Falls du eine eigene Klangschale hast, kannst du diese Klangmeditation auch damit durchführen. In der Broschüre »Kraftquelle Klang – Die Klangschale als wertvoller Lebensbegleiter« findest du eine ausführliche Anleitung dazu. Du kannst dieses Heftchen online in der Infothek des Internationalen Fachverbandes Klang-Massage-Therapie e. V. lesen oder dir ein kostenfreies Leseexemplar vom Peter Hess® Institut schicken lassen (Adressen siehe Seite 174).

Typische Erfahrungen zur Klangmeditation »Hören – Lauschen – Wahrnehmen«

Ich möchte dir hier einige typische Erfahrungen vorstellen, wie sie häufig nach der Klangmeditation »Hören – Lauschen – Wahrnehmen« beschrieben werden. Vielleicht findest du dich in einigen davon wieder, vielleicht bist du erstaunt, wie andere Menschen die Klänge wahrnehmen, weil es bei dir selbst ganz anders ist. Es ist wichtig zu wissen:

Jede Klang-Erfahrung ist immer einzigartig und kann individuell sehr verschieden sein. Es gibt kein richtig oder falsch – jede Erfahrung ist wichtig und wertvoll!

»Am Anfang konnte ich noch nicht sofort entspannen. Die Gedankenflut hat mehr und mehr nachgelassen. Dann war ich sehr entspannt. Das hätte noch viel länger dauern können.«

»Für mich haben die Klänge was Fokussierendes. Ein Gefühl von Zuhause, Geborgenheit – aber sie sind auch wie eine Reise. Der Klang nimmt einen so mit, er hat was sehr Einnehmendes. Daher ist es für mich einfach, mit dem Klang der Klangschalen zu entspannen.«

»Es war ein wunderbares Gefühl, wie mein Körper sanft von Klangwellen durchströmt wurde. Und das hält jetzt noch an.«

»Die Herzklänge waren mir zu heftig.«

»Die tiefen Klänge haben mir im unteren Lendenwirbelbereich gutgetan. Er fühlt sich jetzt frei und leicht an.«

Entspannung stellt sich ein

Fast alle Teilnehmenden berichten, dass sie mit der Klangmeditation gut entspannen konnten. Diese Entspannung ist die Voraussetzung für die Wahrnehmung dessen, was ist. Einige erzählen, dass am Anfang der Meditation noch Gedanken vorhanden waren, die aber mehr und mehr an Bedeutung verloren haben. Andere erklären, dass sie unglaublich schnell in eine tiefe Entspannungsphase kamen. Das ist mit einer leichten Trance vergleichbar, wie wir sie auch kurz vor dem Einschlafen oder bei Tagträumen erleben. Nur sehr, sehr selten bekomme ich die Rückmeldung, dass ein bestimmter Klang unangenehm war oder sich Personen bei der Meditation nicht wohlgefühlt haben.

Die Klänge schenken Geborgenheit und Vertrauen

Sehr häufig wird berichtet, dass sich Gefühle von Geborgenheit und Sicherheit eingestellt haben. All das sind Hinweise, dass wir wieder beginnen, unser Urvertrauen zu spüren und zu stärken. Die Klänge verbinden uns wieder mit dieser energiespendenden Quelle in uns und das ist von zentraler Bedeutung.

Denn wenn wir Urvertrauen haben, machen wir das Richtige für uns und die anderen. Wir begeben uns auf die Reise, die mehr oder weniger abenteuerlich sein kann, weil wir auf dieser Reise ganz viel über uns selbst erfahren und lernen können.

Die Klangschwingungen durchströmen und lockern den Körper

Die Klänge werden fast immer auch körperlich wahrgenommen, meist wie sanfte Klangwellen, die den Körper wohlig durchströmen. Klangwellen, die ein Gefühl der Weite erzeugen. Manchmal werden sie auch wie ein sanftes Vibrieren oder Kribbeln beschrieben. Häufig werden mit den Klängen bestimmte Körperbereiche besonders intensiv wahrgenommen. Viele Menschen hier im Westen spüren ihren Körper nicht gut, weil sie zu sehr an ihrem Verstand haften und sich wenig bewegen. Die Klangschwingungen öffnen und sensibilisieren die Wahrnehmung für den eigenen Körper. Auch hierbei meine Bitte: Beobachte, ohne zu werten.

Es ist oft erstaunlich, wie schnell die Klänge eine positive Veränderung im Körper bewirken können, egal ob sie live oder über Lautsprecher angehört werden. Durch die Entspannung wird der Körper gelockert. Das spiegelt sich oft auch in einer freieren, tieferen Atmung wider.

Manchmal gibt es auch unangenehme Erfahrungen

Die Klänge der Klangschalen berühren uns. Und manchmal wollen wir eigentlich nicht berührt werden oder diese Berührung ist für uns gerade unangenehm – aus welchen Gründen auch immer. Auch das ist okay. Die Klänge, die so gespürt werden, sind nicht falsch oder störend, da sie an sich ja neutral sind. Das Spüren und die Bewertung kommen von uns Menschen.

Wenn du also solch unangenehme Erfahrungen machst, nimm sie einfach erst mal wahr. Lass sie da sein, du musst nichts tun, nichts daran verändern, nichts analysieren. Es ist, wie es ist, und es darf genauso sein. Wenn ein Klang heute nicht ankommt, dann lass ihn erst einmal weg. Ein anderes Mal kann das ganz anders sein, dann kannst du denselben Klang vielleicht genießen.

Ein wichtiger Aspekt der Klangarbeit, wie wir sie am Peter Hess® Institut lehren, ist die Lösungs- und Ressourcenorientierung. Hier folgen wir dem Ansatz der Salutogenese, die sich mit der Entstehung von Gesundheit beschäftigt. So haben wir in der Klangmassage das Prinzip des »problemfernen Arbeitens«. Das bedeutet, dass wir Probleme, Schwierigkeiten und Schmerzen zwar wahrnehmen, unseren Fokus aber nicht auf sie richten. Vielmehr lenken wir unsere Aufmerksamkeit auf das, was gesund und gut ist, was wir stärken und ausbauen wollen.

Jede Erfahrung ist wichtig und wertvoll

Egal, wie wir die Klänge wahrnehmen – jede Erfahrung ist wichtig und wertvoll. So können uns die Klänge verdeutlichen, wo wir locker und durchlässig sind. Genauso können sie uns aber auch zeigen, dass unser Körper in bestimmten Bereichen nicht entspannt ist und es vielleicht ein Problem gibt. Das Gleiche gilt für die emotionale Ebene. Meist werden die Klänge als wohltuend erfahren, als angenehm und entspannend. Manchmal empfinden wir einen bestimmten Klang hingegen als störend und möchten ihn nicht hören oder spüren. Nimm all das einfach wahr, ohne es zu bewerten oder zu analysieren.

Ich beobachte immer wieder, wie dieses einfache Wahrnehmen scheinbar nebenbei unseren Problembereich lockert. Dieser verändert sich mit zunehmender Entspannung und beim Genießen der Klänge ganz automatisch. Hier wirkt das Prinzip von Chaos und Neuordnung, auf das ich später noch eingehen werde (siehe Seite 97).

KLANGMEDITATION: Der Garten der Wünsche

Nun möchte ich dich mit der Klangmeditation »Der Garten der Wünsche« auf den Weg einstimmen, der vor uns liegt.

Der Garten der Wünsche ist ein realer Ort, den ich zusammen mit meiner Frau Emily vor etwa 15 Jahren in der Kurstadt Reichenau an der Rax in Österreich entdeckt habe. Er war damals für die Touristensaison von einem Künstler gestaltet worden. Emily und ich gaben zu der Zeit ein Seminar zum Thema »Wirkungsvolle Affirmationen und Visionen mit Klang gestalten und begleiten« und dachten, dass »Der Garten der Wünsche« ganz gut dazu passen könnte. So haben wir ihn gemeinsam mit unseren Seminarteilnehmenden besucht. Wir

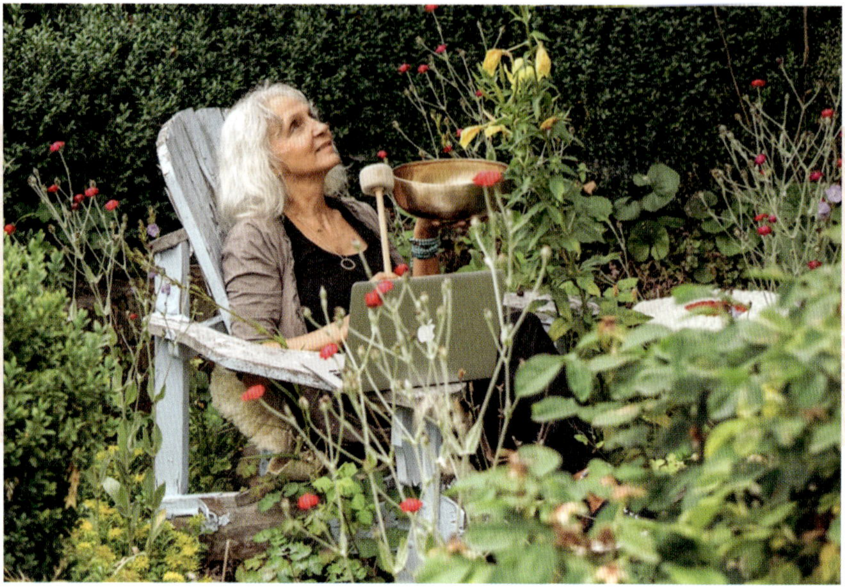

Meine Frau Emily im Garten der Wünsche.

waren alle sehr begeistert von dem, was wir hier erfahren durften. Es passte zu hundert Prozent zu unserem Seminar. Seit dieser Erfahrung erzähle ich immer mal wieder in einer Meditation vom Garten der Wünsche, da Klangräume mit Klangschalen, genau wie der Garten der Wünsche, eine Veränderung in uns bewirken können. Und so, wie es im Garten der Wünsche zur Wunscherfüllung kommt, geschieht das auch auf unserem Weg der Klangtransformation.

Damals gab es ein Warnschild vor dem Eingang, auf dem die Nebenwirkungen für alle standen, die den Garten der Wünsche betreten wollten:

Vorsicht! Wenn du den Garten der Wünsche betrittst, dann wirst du als anderer herauskommen, als du hineingegangen bist. Willst du das? Wenn du dazu bereit bist, dann freu dich auf deine Erfahrungen, die du beim Besuch des Gartens der Wünsche machen kannst.

Da diese Meditation einen Ausblick auf die nächsten Wochen gibt, habe ich sie hier für dich ausführlich beschrieben. Vertraue darauf, dass der Prozess der Klangtransformation in dir wirkt, ohne dass du ihn forcieren musst. Vertraue, dass sich das zeigen und entwickeln wird, was in deinem jetzigen Leben für dich richtig und gut ist!

Und so betreten wir in deiner Fantasie den Garten der Wünsche.

Audio-Datei zur Klangmeditation:
Der Garten der Wünsche
Dauer: etwa 25 Minuten

Worum es in der Klangmeditation geht

Stell dir vor: Es ist ein angenehmer und herrlich warmer Frühsommertag. Du hast Lust auf etwas Besonderes, etwas Schönes und möchtest den Garten der Wünsche besuchen. Der Garten liegt in einem wunderschönen Kurpark, mit einer Vielfalt von besonderen und auch alten Bäumen, exotischen Gewächsen, wunderschönen Pflanzen und Blumen. Gemütliche Bänke laden dich zum Verweilen ein.

Du betrittst den Garten und bist von der vielfältigen Schönheit überrascht. Du bist sicher, es wird eine schöne und erholsame Zeit in diesem Garten. Eine Zeit der Ruhe, eine Zeit zum Genießen und um Neues zu entdecken. Mit einem freudigen Gefühl begibst du dich gemütlich auf den Weg. Es ist einfach nur schön! Die angenehme Wärme, die Ruhe, begleitet vom fröhlichen Singen der Vögel umgibt dich. Es ist beeindruckend, die Pflanzen und Bäume in ihrer Vielfalt anzuschauen und auf dich wirken zu lassen. Und so hast du Lust, die wundervolle Ruhe und einladende Stimmung auf einer gemütlichen Parkbank zu genießen. Die Ruhe und die entspannende Sphäre tun dir gut. So breiten sich in dir Wohlgefühl, Gelassenheit und wohlige Weite aus. Indem du im Klangraum die herrliche Umgebung und Atmosphäre genießt, spürst du diese angenehme Weite, die dich freier und freier werden lässt. Eine Weite, die sich zu einem angenehmen Erkenntnis- und Entwicklungsraum formt. In dieser angenehmen und kreativen Weite fühlst du dich sicher und geborgen. Hier kannst du ganz bei dir sein, dich wahrnehmen.

In der Weite schaust du von oben auf dich und kannst dich frei und offen wahrnehmen, so wahrnehmen, wie du bist – ganz ohne Wertung. So erfährst du mehr und mehr über dich und deine wahren Bedürfnisse und was du für dich Gutes tun kannst. In dieser wundervollen Atmosphäre der Ruhe, Gelassenheit und Weite kann der Wunsch nach Veränderung entstehen. Hier, wo du ganz bei dir bist, bist du dir sicher, diesen Weg deiner positiven Veränderung zu gehen. Du freust dich auf den erfahrungsreichen Weg, der dich zu einem leichteren, glücklicheren und selbstbestimmten Leben führt, einem Leben, das für dich umfassend erfolgreich ist. So begibst du dich auf den spannenden Weg, der zum Teil leicht zu gehen ist und der teilweise auch herausfordernd sein kann. Doch du weißt, die Herausforderungen sind wichtige Aspekte, die deiner Weiterentwicklung dienen.

Voll freudiger Energie verlässt du deine Parkbank, die dir den wunderbaren Raum der Erkenntnis gegeben hat. Du begibst dich in diesem außergewöhnlichen Park weiter auf deinen Weg. Zu deiner Überraschung entdeckst du einen Friedhof, der idyllisch zwischen Bäumen, Büschen und Blumen gelegen ist. Die Gräber sind liebevoll gepflegt. Du bist erstaunt und fragst dich: Was soll dieser Friedhof in diesem wunderschönen Park bedeuten? Du betrittst den Friedhof und schaust auf die Kreuze der Gräber, um zu sehen, wer hier beerdigt ist. Du bist erstaunt, wer hier in dieser wunderschönen Umgebung und in diesen gepflegten Gräbern liegt und wen und was du hier findest. Auf den Grabsteinen stehen unter anderem: Zweifel – Unsicherheit – Angst – Gier – Neid – Sucht – Stören – Schuld – Stress – Aggression – Wut – Arbeitsüberlastung – Erschöpfung – Hoffnungslosigkeit – Depression – Existenzängste – Eifersucht – und viele weitere Herausforderungen des Lebens. Sie alle wurden hier in Würde verabschiedet und zu Grabe getragen, losgelassen.

Es sind Herausforderungen, die uns im Leben begleiten und die dir vielleicht bekannt sind. Womöglich fallen dir beim Blick auf den Friedhof weitere Herausforderungen aus deinem Leben ein. Sie können in dieser Umgebung eine ganz andere Bedeutung bekommen. Vielleicht sind es Herausforderungen, die dich lange in deinem Leben begleitet haben. Vielleicht sind es Auseinandersetzungen mit dir selbst und mit anderen, die dich aufgefordert haben, Dinge in deinem Leben zu verändern. Und vielleicht ist es dir schon gelungen, sie als Motor für deine Weiterentwicklung zu begreifen und die entsprechenden Veränderungen anzugehen, oder es wird dir noch gelingen, da dir jetzt der Sinn der Herausforderungen klar geworden ist. Mit dieser Erkenntnis kannst du nun deine Herausforderungen würdevoll verabschieden. Sie haben ihre Aufgabe erfüllt. Das macht dich frei. Vielleicht spürst du jetzt die Leichtigkeit und Fröhlichkeit, die in dir entstehen und die dir Freude und Kraft für Neues schenken. So liegt eine wunderbare Zukunft vor dir. Du brauchst diese nur zu leben!

Nach all den wunderbaren Erfahrungen hast du Lust, weiter deinen Weg durch den Garten der Wünsche zu gehen. So begibst du dich, erleichtert von vielen Belastungen, weiter auf den wunderschönen Weg durch den Park. In dieser wunderbaren Stimmung, in der du dich sicher und kreativ fühlst, bist du frei für Neues. Hier entsteht deine neue Zukunft, die zu deiner neuen Wirklichkeit wird. Auf deinem Weg werden sich die alten Herausforderungen immer wieder mal melden. Du kennst sie ja, hast Abschied von ihnen genommen und hast gelernt, gut mit ihnen umzugehen. Indem du deinen Weg gehst, entsteht durch das Handeln und Üben eine neue unterstützende Gewohnheit, die du mehr und mehr verinnerlichst und die in dir fast selbstverständlich wirkt. So ist es leicht für dich, deinem Weg zu einem freudigen, besseren, selbstbestimmten Leben und der Erfüllung deiner Wünsche zu folgen.

Stell dir vor, du bist deinen Weg gegangen und entdeckst am Ende deines Spaziergangs einen wunderschönen und prächtigen Baum voller reifer Früchte. Du bist neugierig und schaust dir die Früchte näher an, um sie zu ernten und genießen zu können. Du bist erstaunt über die wunderbaren Früchte, denn die Früchte, die du hier entdeckst und ernten kannst, sind deine erfüllten Wünsche!

Lass das Erfahrene nachwirken

Nimm dir im Anschluss an diese Klangmeditation noch mindestens fünf Minuten Zeit zum Nachspüren. Dann notiere in deinem Klang-Tagebuch, was du erlebt hast. Wie ist es dir während der Meditation ergangen, welche Erfahrungen hast du gemacht, wie hast du dich gefühlt, welche Bilder sind in dir entstanden? Schreib alles in deinem Klang-Tagebuch auf, was dir in den Sinn kommt.

So, wie es im Garten der Wünsche zur Wunscherfüllung kommt, kann das auch in deinem Leben geschehen. Entsprechend spiegelt der Garten der Wünsche das Prinzip und die Etappen der Klangtransformation wider, wie sie in der Übersicht auf Seite 48 beschrieben sind. Und vielleicht sind dir bei dieser Klangmeditation auch schon erste Ideen gekommen, was dir auf deinem Weg der Klangtransformation besonders wichtig ist. Vielleicht lässt du die Klangmeditation aber auch erst einmal wirken und beobachtest, welche Gedanken, inneren Bilder oder Impulse noch in dir auftauchen. Gestalte dir dafür täglich einen Klangraum – Zeit nur für dich!

Klangmeditationen und Klangübungen für dich

Nun liegen spannende Wochen vor dir. Wochen, in denen du herausfinden kannst, wann, wie und wo du die Klänge für dich nutzen möchtest, sodass du sie nach und nach ganz selbstverständlich in deinen Alltag integrierst. Dabei werden sie mehr und mehr und ganz von selbst ihre transformierende Kraft entfalten. Dazu musst du nichts tun, außer dir täglich fünf Minuten Zeit zu nehmen; Zeit, in der du die Klänge genießt und ganz bei dir bist. Natürlich dürfen es auch mehr als fünf Minuten sein. Bist du dir diese Zeit wert – fünf Minuten von täglich 1440 Minuten? Das könnte doch zu schaffen sein!

Schenk dir täglich einige Minuten Zeit mit den Klängen. Zeit zum Wohlfühlen, Entspannen; eine Zeit, in der du ganz bei dir bist!

Für die erste Woche hast du ja bereits die beiden Klangmeditationen »Der Garten der Wünsche« und »Hören – Lauschen – Wahrnehmen« sowie die Übung »Klang – Schwingung – Resonanz« kennengelernt. Diese kannst du wunderbar zur Gestaltung deiner täglichen Klangpraxis nutzen. Ergänzend dazu habe ich für dich eine Klangmeditation nur mit Klangschalenklängen und ohne Anleitung aufgenommen, ich nenne sie »Ein Klangraum für mich!«.

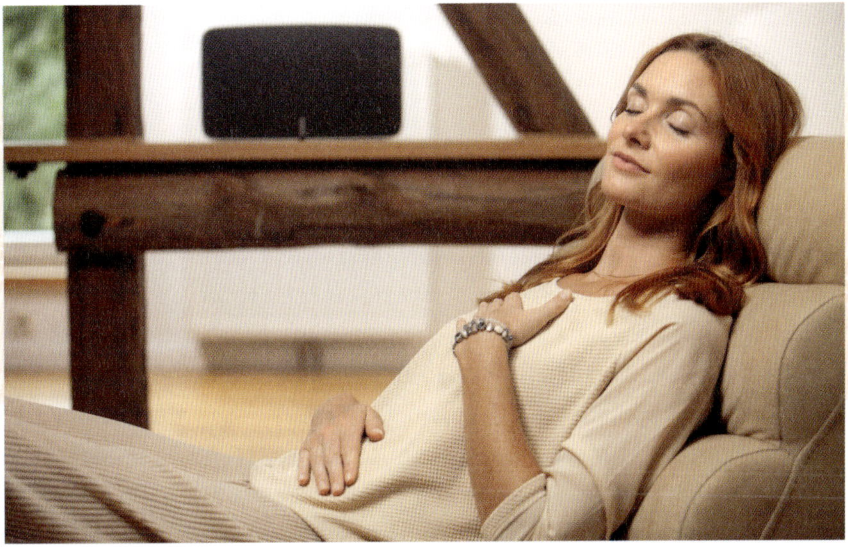

KLANGMEDITATION: Ein Klangraum für mich!

In diesem Klangraum bist du ganz bei dir – ohne meine Begleitung. Genieße einfach die Klänge – alles andere entwickelt sich allein aus dir heraus. Die Aufnahme dauert etwa 15 Minuten, du kannst sie natürlich auch nur zu einem Teil anhören oder in Dauerschleife – je nach Zeitbudget und deinem Bedürfnis.

Audio-Datei zur Klangmeditation:
Ein Klangraum für mich!
Dauer: etwa 15 Minuten

Es macht Sinn, wenn du diese Klangmeditationen die ersten Male möglichst absichtslos genießt. Lausche einfach den Klängen und nimm wahr. Lass die Gedanken kommen und gehen – ohne sie zu bewerten. So kommst du in eine leichte Trance. Dabei können Erkenntnisse, Bedürfnisse und Wünsche aufkommen, denen du dann in weiteren Klangeinheiten Raum zur Entwicklung gibst. Nimm auch diese erst einmal nur wahr und notiere sie in deinem Klang-Tagebuch.

KLANGÜBUNG MIT KLANGSCHALE: Klänge über die Handreflexzonen erfahren

Falls du eine eigene Klangschale besitzt, kannst du zusätzlich die hier beschriebene Klangübung »Klänge über die Handreflexzonen erfahren« nutzen, die aus meinem Buch »Klangschalen – Mein praktischer Begleiter« (Verlag Peter Hess, 2018) stammt und für diese Etappe besonders empfehlenswert ist. Denn in den Reflexzonen unseres Handtellers spiegelt sich unser Körper wider. So können wir mit dieser kleinen Klangentspannung für die Hände den gesamten Körper ansprechen.

Nimm dir für diese Übung etwa fünf Minuten Zeit und mache es dir im Sitzen bequem. Stell die Klangschale zunächst auf eine neutrale Unterlage und schlägle sie behutsam an (siehe Bild unten links). Nimm die Klänge wahr. Es ertönt das nahezu volle Frequenzspektrum der Klangschale. Klinge die Schale einige Mal an, lausche ihren Tönen und lass sie dann völlig ausklingen.

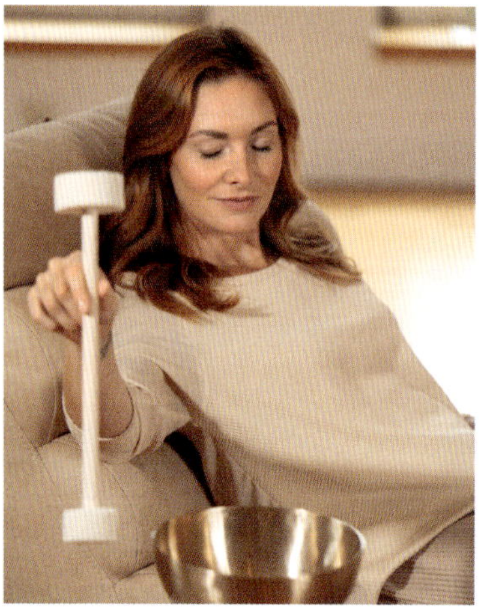

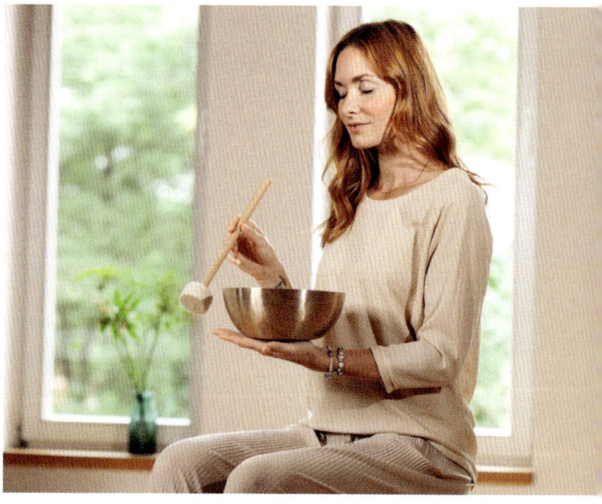

Im zweiten Schritt positioniere die Klangschale direkt auf deinem Handteller und töne sie erneut an (siehe Bild Seite 64 unten rechts). Du wirst wahrscheinlich bemerken, dass sich das Frequenzspektrum verändert. Warum das so ist, erzähle ich dir gleich, aber jetzt erst mal zur eigentlichen Übung.

Übungsablauf

- Positioniere die Klangschale auf deinem flachen Handteller. Wenn es für dich bequemer ist, kannst du die Hand auch auf einem Tisch oder deinem Oberschenkel ablegen.
- Töne die Klangschale am oberen Randdrittel von außen an.
- Nimm die Klänge wahr. Was hörst du?
- Nimm die Klangschwingung wahr. Was spürst du?
- Spürst du die Klangschwingungen im Handteller, in deinen Fingern? Nimmst du wahr, wie sie sich über dein Handgelenk in den Unterarm ausbreiten, vielleicht sogar über den Ellbogen in den Oberarm, die Schultern und sogar noch weiter?
- Nachdem du die Klangschale einige Male angeschlägelt hast, nimm sie von der Hand. Nun spüre nach: Wie fühlt sich die Hand im Vergleich zur anderen an? Kribbelt sie, ist die Hand kalt oder warm, ist das Gefühl kompakt oder weit?
- Nun wiederhole die Übung mit der anderen Hand.
- Nimm dir auch danach wieder Zeit zum Nachspüren. Genieße das Gefühl im Körper, die Ruhe im Geist und beobachte, was sich in dir tut.
- Mach dir am Ende der Übung bewusst, du hast dir jetzt etwas Gutes getan.

Am besten, du notierst gleich deine Erfahrungen in der dafür vorbereiteten Seite deines Klang-Tagebuchs.

Unser Körper – Resonanzraum für die Klänge

Viele Menschen erleben bei dieser Übung nicht nur Unterschiede zwischen dem Klang auf dem neutralen Untersetzer und ihrer Hand, sondern auch zwischen rechter und linker Hand. Das spüren sie nicht nur, sondern das hören sie auch. Das hat mit der Durchlässigkeit unseres Körpers zu tun, der ja wie ein

Instrument zum Resonanzraum für den Klang wird. So können beispielsweise Verspannungen, Narben oder Brüche die Schwingungsübertragung erschweren oder ganz blockieren. Es fehlen dann bestimmte Frequenzen der Klangschale. Dieses Phänomen, dass nur bestimmte Frequenzen aus dem Gesamtumfang einer Klangschale zu hören sind, kann auch von Tag zu Tag und von Übung zu Übung unterschiedlich sein.

Die Klangschwingungen sind beim wiederholten Üben immer tiefer im Körper zu spüren. Während sie zu Beginn vielleicht nur im Handteller wahrnehmbar sind, können sie einige Wiederholungen später sogar bis in die Schultern, manchmal im gesamten Körper gefühlt werden. Hier wird deutlich: Der Klang lockert den Körper, macht ihn freier – das passiert ganz automatisch. Die Klänge arbeiten für dich, sodass der Klangfluss in dir immer leichter fließt, du immer besser in Bewegung kommst.

Ein Bild, das ich hier gerne verwende, ist das eines Sandkastens, der längere Zeit der Witterung ausgesetzt war. Der feine Sand ist mit Klümpchen und Schmutzpartikeln durchsetzt. Platzieren wir nun in der Mitte des Sandkastens eine Klangschale und klingen diese immer wieder an, so werden die Schwingun-

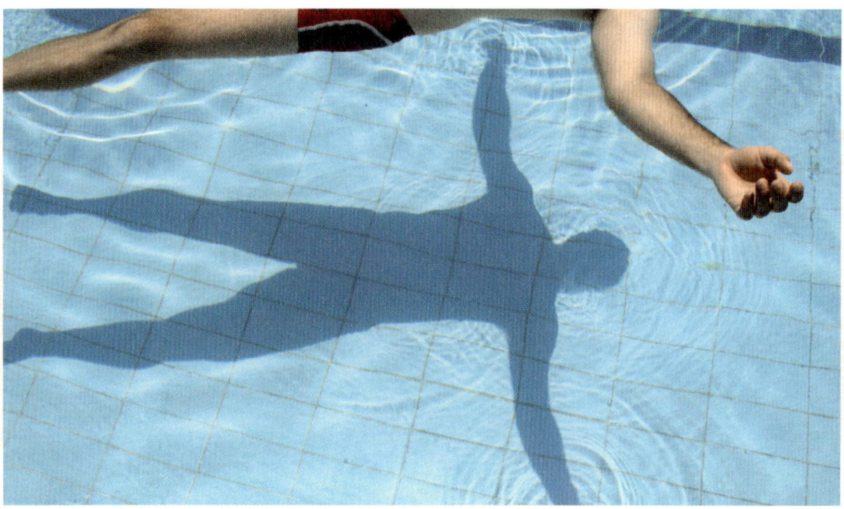

Der Körper geht mit den Klängen in Resonanz und fängt selbst zu schwingen an, was hier anhand der Kreise zu sehen ist.

gen die Klümpchen nach und nach auflösen. Der Sand wird durchgeschüttelt und gelockert, bis er seine feine Struktur wiedergewonnen hat.

Und genau auf diese Weise kann auch unser Körper nach und nach durch die sanften Vibrationen der Klänge von Verspannungen, Blockaden und Verhärtungen befreit werden.

Exkurs: Die Schallwellen bringen den Körper in Schwingung

Die Klänge der Klangschalen breiten sich als Schall im Raum aus – wenn sie live gespielt werden etwas intensiver als über Lautsprecher. Die Schwingungen werden dabei durch das Medium Luft weitertransportiert und erreichen so den Körper.

Da der Körper zu etwa 70 bis 80 Prozent aus Wasser besteht und Wasser Schall besonders gut weiterleitet, reagiert unser Körper sehr sensibel auf die Klangschwingungen. Das heißt, der Schall überträgt sich über die Haut ins Körperinnere und bringt dort nicht nur unsere inneren Flüssigkeiten in Bewegung, sondern auch alle Körperhohlräume, unsere Organe, Muskeln, Sehnen und Knochen. Unser Körper reagiert wie der Korpus eines Musikinstrumentes und beginnt selbst und von innen heraus zu schwingen, wird also zum Resonanzkörper. Das wird sehr schön in folgendem Experiment im Wasser sichtbar.

Das Bild auf Seite 66 zeigt, wie ein junger Mann im Salzwasser-Pool schwimmt. In einiger Entfernung treibt eine Klangschale im Wasser und wird angetönt. Ihre Schwingungen erreichen über das Wasser den Körper des Mannes und übertragen sich auf diesen – er beginnt, von innen heraus zu schwingen. Es ist, als ob der Körper auf den Klang antwortet. Die Körperschwingung wird vor allem um die Gelenke herum gut sichtbar. Dieses Bild macht deutlich, warum Klangübungen und Klangmassagen auch auf der körperlichen Ebene so entspannend, lockernd und wohltuend wirken.

Schritt für Schritt auf dem Weg

Bitte denk daran: Es sind die kleinen, aber regelmäßigen Klang-Pausen, die Großes bewirken können. **Übe lieber kürzer**, dafür aber regelmäßig!

So, wie du den Samen einer Blume behutsam in der Erde vergräbst und dann täglich pflegst, damit daraus ein Pflänzchen wird, dessen Früchte du irgendwann ernten kannst, so ist es auch mit deinen Wünschen. Sie brauchen einen guten Nährboden und tägliche Pflege, damit sie wachsen und in ihrer ganzen Pracht zur Entfaltung kommen können. Deine Entscheidung zur Veränderung ist der Samen. Und die Klangräume, die du mit den Audio-Dateien oder deiner Klangschale für dein Wohlbefinden schaffst, sind der Nährboden und die Pflege, die deine Wünsche brauchen, um zu gedeihen. Behandle sie liebevoll und geduldig und du wirst belohnt.

Ein erstaunliches Phänomen: Irgendwann wirst du dich allein beim Gedanken an die Klänge entspannen und ein Gefühl der Weite erfahren. Dieser Konditionierungseffekt stellt sich unterschiedlich schnell ein. Also, dranbleiben lohnt sich.

Je mehr du die Klänge in deinem Leben kultivierst, desto einfacher und schneller wirst du auch die entspannende und die befreiende Wirkung der Klänge genießen können.

Gleichzeitig möchte ich dich vor zu großen Erwartungen warnen, denn Erwartungen verhindern oft Erfahrungen. Die Klangtransformation ist vor allem vom Prozess des Geschehenlassens gekennzeichnet. Daher geht es in dieser ersten Etappe zunächst nur ums Wohlfühlen, Entspannen, Bei-dir-Sein. Du darfst einfach nur genießen – ganz ohne ein Ziel. Du musst nichts erreichen, darfst einfach nur sein. Versuche, ganz spielerisch an die Sache heranzugehen, sei neugierig und schau einfach, was passiert. Gerade beim Experimentieren bist du ganz bei dir selbst, nimmst wahr, was dir guttut.

Und natürlich kannst du auch mal einen Tag Pause machen. Nur du entscheidest, wie und in welcher Geschwindigkeit du diesen Weg gehst. Denk immer daran: Nichts muss, alles kann.

Hier noch ein paar Tipps, die dir helfen, dranzubleiben:

- Wenn du eine neue Gewohnheit in deinem Leben kultivieren möchtest, ist es leichter, wenn du sie mit einer bereits bestehenden Gewohnheit verbindest. Vielleicht mit den genussvollen fünf Minuten am Morgen im Bett, oder wenn du den Wecker auf Repeat stellst. Experimentiere, womit du das Hören der Klangschalenklänge verbinden möchtest.
- Wichtig ist, dass dein Ziel realistisch ist, damit du nicht frustriert bist, wenn es nicht klappt. Also nimm dir lieber erst einmal weniger vor. Wenn du täglich nur fünf Minuten Klang genießen möchtest, dann fang damit an. Wenn du merkst, wie gut dir das tut, wirst du die Zeit automatisch verlängern. Und bitte plane auch die Zeit für die Reflexion und die Notizen im Klang-Tagebuch mit ein.
- Es kann hilfreich sein, eine fixe Zeit für deine Klang-Pause zu reservieren oder sie mit einem bestehenden Ritual zu kombinieren, damit du sie nicht vergisst. Schau einfach, wann es für dich stimmig ist.
- Mach es dir leicht: Speichere die Klang-Audios auf deinem Handy oder Tablet, sodass du sie schnell verfügbar hast und beispielsweise abends zum Einschlafen anhören kannst. Oder nutze die Klänge als Weckton am Morgen und starte so entspannt in den Tag.
- Durch die Audio-Dateien kannst du dir jederzeit und überall einen Klangraum gestalten, etwa beim Bahnfahren oder in der Mittagspause.
- Denk daran, dein Klang-Tagebuch mitzunehmen, damit die wertvollen Erfahrungen nicht verloren gehen.
- Oder du stellst dir eine Klangschale auf den Schreibtisch und immer, wenn du dich blockiert oder erschöpft fühlst, klingst du sie an.
- Manche platzieren ihre Klangschale oder ein Bild davon in ihrem Zuhause, sodass sie sich immer wieder an sie erinnern.
- Und wie heißt es so schön: Steter Tropfen höhlt den Stein. Je häufiger du die Klangräume für dich nutzt, desto stärker wird dein Bedürfnis, mit den Klängen zu entspannen. Versuche einfach dranzubleiben.
- Mach dir keinen Druck. Wenn du mal einen Tag keinen Klangraum für dich gestaltest, ist das völlig okay. Dann mach am nächsten Tag weiter.

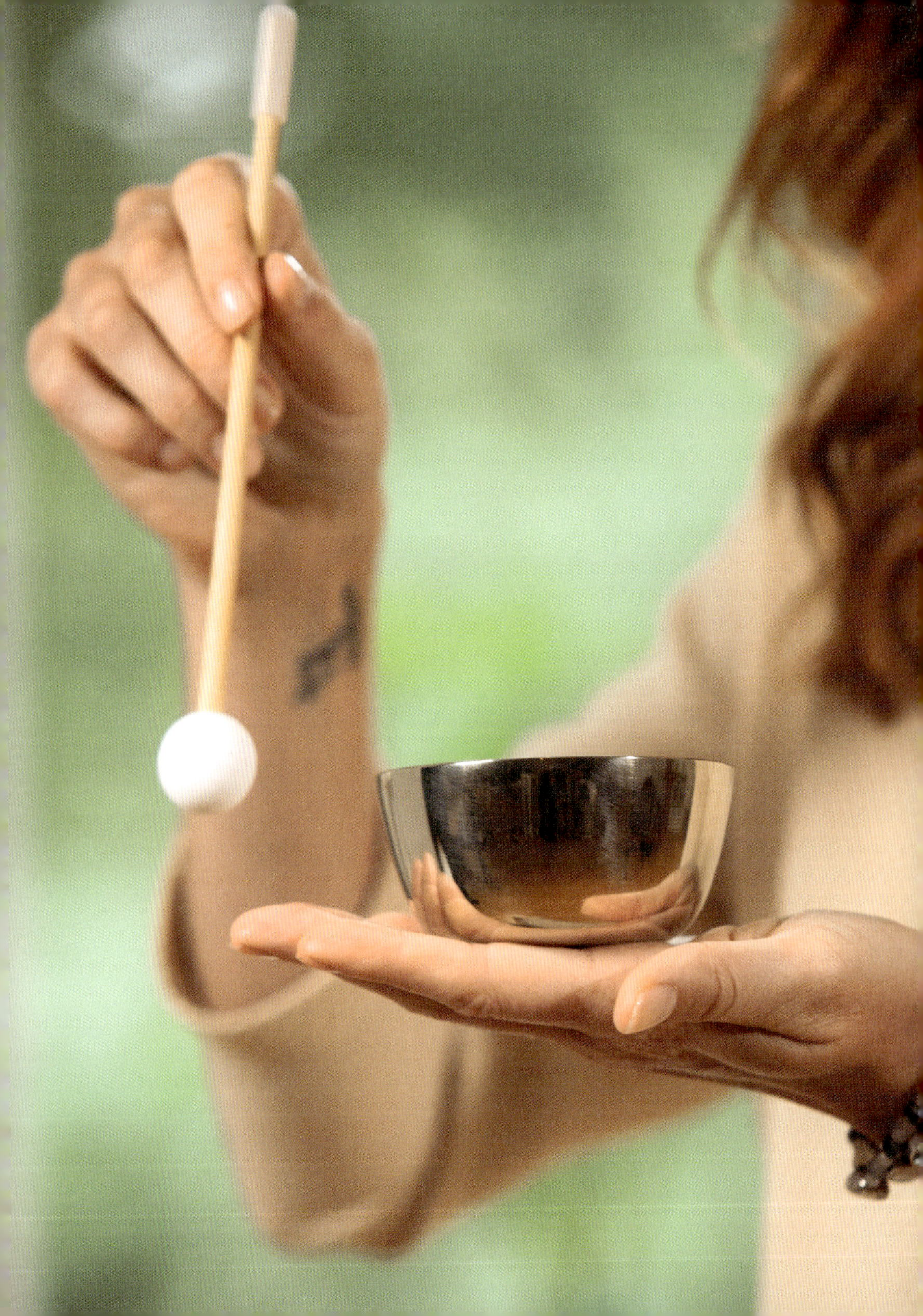

2. ETAPPE:
Es ist, wie es ist – ich bin gut so, wie ich bin

Du bist es dir wert – das ist großartig!

Erst mal herzlichen Glückwunsch, was du durch die Klänge der Klangschale bereits für dich erfahren hast! Die erste Woche unseres Weges liegt hinter dir. Du hast erste Erfahrungen mit den harmonischen Klängen der Klangschalen gemacht und festgestellt, dass sie eine erstaunliche Wirkung auf deinen Körper auszuüben vermögen. Du hast deinen eigenen Klangraum entdeckt, den du betreten kannst, wann immer du möchtest, und in dem du dich wohlfühlst, dich entspannen, auf dein Inneres konzentrieren und deinen Wünschen lauschen kannst. Dein Klangraum schenkt dir Geborgenheit und Vertrauen. Hier fühlst du, was deine wahren Ziele im Leben sind, und findest die Entschlossenheit und Kraft, sie anzusteuern. Es ist dir idealerweise schon zur lieben Gewohnheit geworden, deine wertvollen Eindrücke und Erfahrungen, die du im Klangraum gemacht hast, in dein Klang-Tagebuch zu notieren.

Bevor wir nun in die zweite Etappe einsteigen, möchte ich dich einladen, gemeinsam auf deine bisherigen Erfahrungen zurückzublicken. Hierfür habe ich die Klangmeditation »Wie ist es dir ergangen – ein kleiner Rückblick« vorbereitet.

KLANGMEDITATION: Wie ist es dir ergangen – ein kleiner Rückblick

Die Klangräume, die ich dir vorschlage und die du für dich gestaltest, lassen dich wieder aufatmen, geben dir Weite. Du darfst dabei einfach nur genießen, brauchst nichts zu tun. Wenn du magst, blicken wir jetzt gemeinsam auf die Erfahrungen zurück, die du bereits gemacht hast. Vielleicht kommen dabei schon erste Ideen in dir auf, was du verändern willst. Das kann dir helfen, deine Vorhaben umzusetzen.

Worum geht es in der Klangmeditation?

Natürlich verfallen wir immer wieder mal in alte Muster. Das ist überhaupt nicht schlimm, sondern völlig normal. Im Klangraum kannst du diese erkennen, darüber lächeln und dir sagen: Das nächste Mal mache ich es besser!

Im Garten der Wünsche hast du verschiedene Stationen erlebt, die dich stärken und resilienter machen. Du hast auch schon verschiedene Klangübungen kennengelernt und für dich ausprobiert – ohne oder mit Klangschale.

Und wir haben besprochen, wie wichtig das Klang-Tagebuch ist und wie du es nutzen kannst, damit du deinen Weg bewusst gehst. Denke dabei immer daran: Nichts muss, alles kann – du bestimmst selbst.

Indem du die Klänge genießt und im Rückblick deine bisherigen Erfahrungen reflektierst, kommen vielleicht Ideen in dir auf, was du verändern willst. Schau einfach, was sich zeigt. Und nach einiger Zeit kommst du wieder ganz im Hier und Jetzt an.

Audio-Datei zur Klangmeditation:
Wie ist es dir ergangen – ein kleiner Rückblick
Dauer: etwa 10 Minuten

Es ist wichtig, dass du dir nach der Klangmeditation wieder etwas Zeit zum Nachspüren gibst, bevor du deine Eindrücke, Erfahrungen und Ideen in deinem Klang-Tagebuch notierst.

Typische Erfahrungen nach der 1. Etappe

Um dir Mut für deinen Weg zu machen, habe ich einige typische Erfahrungen aus meinen Seminaren für dich zusammengefasst.

Solltest du andere Eindrücke gewonnen haben, ist das selbstverständlich auch okay. Ich möchte dir anhand dieser Beispiele einfach einige weitere Tipps für deine Klangpraxis geben.

»Für mich war es gar nicht so leicht, mir täglich die Zeit zu nehmen, obwohl es doch nur fünf Minuten sind. Aber als ich es dann geschafft hatte, war ich ganz erstaunt, wie schnell ich runterfahren konnte und in die Ruhe kam. Das hat mir geholfen, weiter dranzubleiben.«

»Ich mache morgens immer Yoga und habe die Klangschalen zu Beginn und am Ende erklingen lassen. Das hat meine Praxis irgendwie intensiviert.«

»Mein Körper hat auf die Klänge deutlich reagiert und ich konnte super entspannen. Das habe ich auch im Alltag gemerkt, ich war irgendwie gelassener als sonst.«

»Ich habe die Klangmeditation Hören – Lauschen – Wahrnehmen gemacht. Hab dann eine Herpesblase bekommen, was für mich ein Hinweis ist, dass etwas stark in mir arbeitet. Ich habe am nächsten Tag einen Klangraum für mich gemacht. Und das war echt cool, ich konnte erkennen, woraus die starke Emotion entstanden ist und um was es geht. War toll zu erfahren, wie ich im Klangraum Probleme bearbeiten kann, ohne tief schürfen zu müssen.«

»Ich habe erst gestern das Klang-Tagebuch heruntergeladen und dann erste Notizen gemacht. Dabei sind mir noch einmal einige Sachen aufgefallen, die ich während der Woche gar nicht so mitbekommen habe. Zum Beispiel gab es diese Woche weniger Streit mit meinen Kindern.«

Gib dir Zeit, aber bleib dran

Gerade zu Beginn braucht es Zeit, bis sich die tägliche Routine der Klangräume etabliert hat. Wir alle haben einfach eingefahrene Muster, die wir nicht von heute auf morgen einfach so ändern können, sondern nur Schritt für Schritt. Also ärgere dich nicht darüber, wenn es dir nicht gleich gelingt, täglich die Klänge zu genießen. Beobachte dich liebevoll dabei und beim nächsten Mal machst du es besser. Und verurteile dich nicht wegen deiner Gedanken. Lass sie einfach da sein, betrachte sie und lass sie vorüberziehen – manche davon sind ja auch wirklich wertvoll.

Allein das Wort »üben« kann schon Widerstand in uns auslösen. Achte darauf, wie du mit dir selbst sprichst. Sagst du: »Oje, heute muss ich noch meine Klangübung machen.« Oder denkst du dir: »Ah, wie schön, jetzt gönne ich mir ein paar Minuten Klang!« Das macht wirklich einen enormen Unterschied. Du bist völlig frei, deinen Weg so zu gehen, wie er für dich stimmig ist. Und wenn es nur drei Klangübungen in der Woche sind, die du zu Beginn machst, ist das ein toller Anfang und auf jeden Fall besser als nichts.

Du wirst sehen, mit jedem Klangraum fällt es dir ein Stück leichter, dir diese Zeit für dich zu nehmen. Irgendwann wird aus dem Üben ein regelrechtes und gesundes Bedürfnis!

Klänge mit etablierten Gewohnheiten verbinden

Für manche ist es hilfreich, wenn sie feste Zeiten für ihre tägliche Klangpraxis haben, andere engt genau das ein. Probiere aus, was dir guttut. Gerade zu Beginn, kann es ein guter Trick sein, die neue Gewohnheit mit etwas zu verbinden, was du bereits regelmäßig machst. Hier gibt es viele Kombinationsmöglichkeiten: Neben dem bereits erwähnten Yoga kann das eine Meditation oder auch Sport sein. Vielleicht hörst du dir die Klänge auch beim Zähneputzen oder Frühstück an. Nutze sie, um einfach mal innezuhalten und zu spüren, wie es dir gerade geht – sowohl körperlich als auch geistig und seelisch. Das kann auch in der Mittagspause sein, oder du gestaltest mit den Klängen ein kleines Übergangsritual, wenn du von der Arbeit nach Hause kommst. Spiele damit herum, denn wenn du experimentierst, bist du bei dir, bist im Fühlen, nimmst wahr, verbesserst, veränderst, und das ist prima!

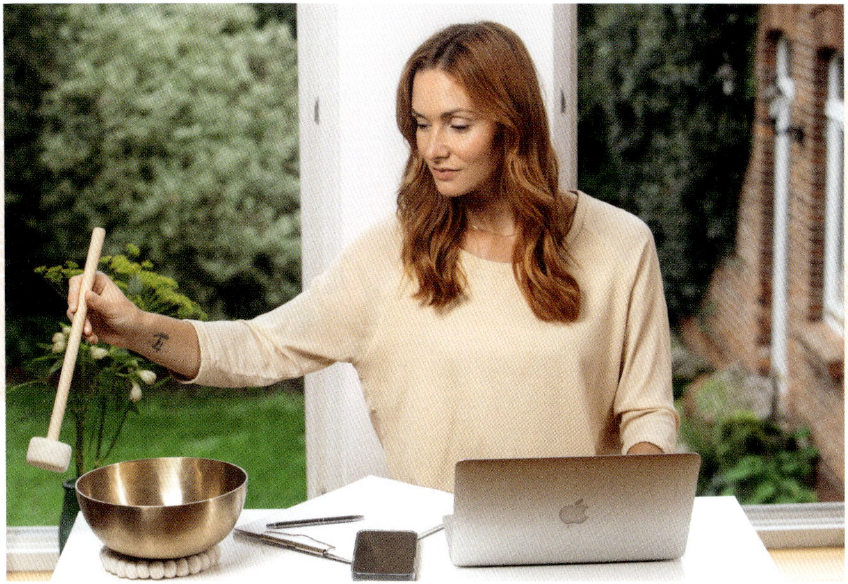

Entspannung für Körper, Geist und Seele

Die Klänge machen uns erfahrbar, dass wir Menschen eine Einheit aus Körper, Seele und Geist sind. So zeigt die zitierte Erfahrung mit der Herpesblase deutlich, wie körperliche Probleme mit geistigen Themen zusammenhängen können. Im Klangraum haben wir die Freiheit, dies entspannt von einer neutralen Warte aus zu beobachten, ohne zu analysieren oder zu bewerten. Das ist ungemein hilfreich und bringt meist schon eine Veränderung in Gang. Vor allem stärken die Klänge deine Gelassenheit und dein Vertrauen, sodass sie dir zunehmend auch im Alltag zur Verfügung stehen.

So können wir auf verschiedenen Ebenen beginnen, uns Gutes zu tun – es wird immer Auswirkungen auf alle Bereiche haben. Die Beispiele zeigen, wie einfach es sein kann, schon mit wenigen Minuten Klang am Tag das Leben zu bereichern.

Nutze das Klang-Tagebuch

Ich kann dich nur ermutigen, dir täglich einige Minuten Zeit zu nehmen, deine Erfahrungen und Beobachtungen – auch während des Tages – kurz zu notieren.

Das ist ungemein wertvoll, denn wie die oben zuletzt genannte Erfahrung zeigt, werden wir uns oft erst durch die Reflexion der Veränderungen bewusst. Das motiviert uns, dranzubleiben. Zudem ist diese Form der Selbstbeobachtung eine wunderbare Art der Psychohygiene, die eine wohltuende Ordnung in dir schafft.

Sei dir bewusst: Mit jeder Klangeinheit entscheidest du dich dafür, dir etwas Gutes zu tun – du machst dir damit ein wertvolles Geschenk!

Unsere Gedanken beeinflussen unsere Wirklichkeit

Dank deiner bisherigen Klangpraxis, bist du den ersten Schritt der Veränderung bereits gegangen. Denn du hast damit begonnen, dir selbst achtsam zu begegnen. Du hast erfahren, wie du mit den Klängen aktiv für deine Entspannung und dein Wohlbefinden sorgen kannst. Du kommst mit den Klängen in einen leichten Trancezustand und schaffst damit eine Basis zum neutralen Beobachten, begibst dich auf die Meta-Ebene. So kannst du erkennen, wie es dir gerade geht und was gerade ansteht – ganz locker, ohne Auftrag oder Drama.

Bist du dir deiner Gedanken bewusst?

Durch die Entspannung und Ruhe, in die uns die Klänge der Klangschalen so leicht führen, werden wir mehr zu Beobachtern unserer selbst. Oft bemerken wir dann erst die ständige Gedankenflut in unserem Kopf. Forscher haben herausgefunden, dass wir täglich 50 000 bis 80 000 Gedanken denken, das ist eine ganze Menge! Grundsätzlich ist es ja gut, dass unser Gehirn so fleißig arbeitet, denn das ist schließlich seine Aufgabe. Nur leider sind die wenigsten dieser Gedanken wertvoll und hilfreich. Vielmehr ist der Großteil bewertend, verurteilend und vergleichend, was uns unglaublich viel Energie raubt. Doch auch das ist ganz normal, denn unser Gehirn ist darauf programmiert, Gefahren auszumachen, um unser Überleben zu sichern. Um uns frei und glücklich zu fühlen, sollten wir jedoch lernen, diese Gedankenflut zu filtern, zu kontrollieren, um ihr nicht länger ausgeliefert zu sein, sondern sie vielmehr aktiv zu beeinflussen.

ÜBUNG: Beobachte für einige Minuten deine Gedanken

Ich möchte dich einladen, dir einige Minuten Zeit zu nehmen und einmal deine Gedanken zu beobachten. Schau, wie viele davon wertvoll und wohltuend sind und wie viele eher bewertend und destruktiv? Wenn du möchtest, verbinde das gleich mit der Audio-Datei »Ein Klangraum für mich!«. Das ist ein wirklich spannendes und aufschlussreiches Experiment. Anschließend notiere deine Beobachtung auf der dafür vorbereiteten Seite deines Klang-Tagebuchs.

Von der Fremdbestimmtheit zur Selbstbestimmung

Wenn wir in der Klangentspannung beginnen, die Gedanken im Vorüberziehen zu beobachten, wird oft klar, wie wenig wir eigentlich bei uns selbst sind und wie viele unserer Gedanken von außen, von anderen beeinflusst werden. Manchmal erkennen wir mit Schrecken, wie fremdbestimmt wir sind, dass wir wie Marionetten sind.

Glaubenssätze prägen unsere Weltsicht

Dabei wirken Glaubenssätze in uns, die wir im Laufe unseres Lebens verinnerlicht haben. Sehr häufig existieren Überzeugungen, wie:

- Ich muss viel arbeiten, um mir Anerkennung zu verdienen.
- Ich bin nicht gut (schlau, schön ...) genug, um geliebt zu werden.
- Gefühle zu zeigen, ist ein Zeichen von Schwäche.
- So einfach ist das nicht.

- Alles hat seinen Preis.
- Das Leben ist kein Ponyhof.
- Es macht einen nur härter, wenn man es schwer hat im Leben.
- Geld verdirbt den Charakter.

Die Liste ließe sich noch beliebig erweitern. All diese Gedankenmuster und persönlichen Einstellungen wurden und werden von unseren Eltern, Lehrern, Erziehern, Mitmenschen und Medien geprägt. Politik, Religion, Werbung, Social Media ... unendlich viele Einflüsse prasseln ständig auf uns ein. Ohne dass wir uns dessen bewusst sind, gehen sie wie Samen in uns auf und werden zu einem regelrechten Wildwuchs in unserem Kopf. Denn nur wenige von uns haben gelernt, diese ständigen Einflüsse zum Beispiel durch Meditation oder Achtsamkeitsübungen zu filtern. Vielmehr wirken sie auf unbewusste Weise und prägen unsere Sicht auf die Welt, auf andere Menschen und vor allem auf uns selbst. Dabei machen sie uns das Leben oft unnötig schwer, belasten, blockieren, bremsen uns. Die gute Nachricht: Das muss nicht so sein, du kannst das verändern!

Wieder auf den Körper achten

All diese inneren Überzeugungen formen unsere Lebenseinstellung, unsere Erwartungen an das Leben und andere Menschen und manifestieren sich auch auf der körperlichen Ebene. Viele Redewendungen verdeutlichen, wie unsere innere Haltung, unsere Gedanken und unsere Gefühle im körperlichen Ausdruck finden. So sprechen wir beispielsweise davon, dass uns »etwas in die Knie zwingt«, »Kopfzerbrechen bereitet«, »unser Kopf wie in Watte gepackt ist« oder »wir auf die Nase fallen«. Diese Manifestationen gelten natürlich genauso für unsere positiven Gedanken, z. B. wenn wir uns »stark wie ein Baum fühlen«, »das Herz auf dem rechen Fleck haben«, »bis über beide Ohren verliebt sind« oder »die ganze Welt umarmen könnten«. Doch unsere Gedanken wirken nicht nur nach außen, wir können über unseren Körper auch unsere Gedanken beeinflussen. Daher ist es so wichtig, den Körper in den Veränderungsprozess einzubeziehen. Die körperliche Entspannung hilft uns, auch innerlich ruhig zu werden.

ÜBUNG: Einladung zur Beobachtung – Was Mimik und Körperhaltung über die Befindlichkeit verraten

Achte darauf, wenn du das nächste Mal durch die Stadt gehst, und schau dir die Menschen an. Der Gesichtsausdruck, die Körperhaltung spiegeln oft deutlich ihre Gefühlslage. Achte auch bei dir selbst darauf. Halte während des Tages immer wieder inne und achte auf deinen Gesichtsausdruck, deine Körperhaltung und wie du dich gerade fühlst. Das ist wirklich spannend und unglaublich aufschlussreich. Probiere dann aus, aktiv gegenzusteuern. Wenn du merkst, dass du die Schultern hängen lässt, richte dich auf und beobachte, wie sich das auf dich auswirkt. Oder wenn du spürst, dass du die Zähne zusammenbeißt, lass locker und versuch dich zu entspannen und zu lächeln. Diese kleinen Momente der Achtsamkeit können viel bewirken. Natürlich kannst du das ganz wunderbar in deine Klangpraxis einbauen.

Trancezustände nutzen – Kopf ab, Dummheit weg!

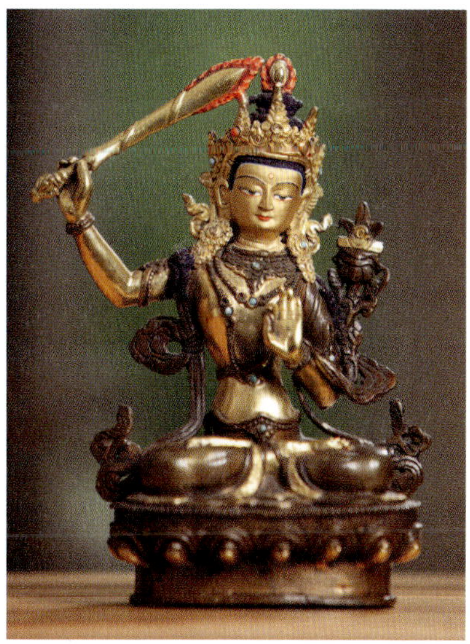

Im Buddhismus steht das Erleuchtungswesen Manjushri Bodhisattva, das auf dem Foto rechts als Statue dargestellt ist, für den Vorgang, um in den Trancezustand zu kommen. Die Energie Manjushris hilft uns, die Unwissenheit zu überwinden und Weisheit zu erlangen, so die Lehre Buddhas. Manjushri Bodhisattva wird mit einem großen Schwert dargestellt. Symbolisch wird mit dem Schwert der Kopf vom Körper getrennt und damit die Dummheit entfernt.

Der Trancezustand, den wir mit den Klängen erreichen, ist wie das Schwert, das den Kopf abtrennt, uns also von all dem

Unsinn befreit, den wir ständig denken und der uns krank machen kann. In diesem Sinne ist die regelmäßige Klangpraxis auch eine wunderbare Möglichkeit, unsere Gesundheit auf allen Ebenen zu stärken.

Die Flut der Gedanken eindämmen

Die Gedanken zur Ruhe zu bringen, ist aber gar nicht so einfach. Für viele Menschen ist das Beobachten der Gedankenflut, zum Beispiel während einer Meditation, sehr anstrengend. Mit den Klängen fällt das viel leichter. Sie helfen uns, unsere Aufmerksamkeit zu fokussieren, sind wie ein Fixpunkt, zu dem wir immer wieder zurückkehren können. Wenn die Aufmerksamkeit auf die sanften, harmonischen Klänge einer Klangschale gerichtet ist, treten die Gedanken in den Hintergrund, werden immer weniger und wir werden immer ruhiger. In ihrem gleichmäßigen, langsamen Verklingen nehmen uns die Klänge wie ein Fahrzeug direkt mit in den Raum der Ruhe und Stille, den wir alle in uns tragen. Wir brauchen nur einzusteigen, indem wir den Klängen lauschen. Alles andere geschieht ganz von selbst und bedarf keiner Anstrengung oder langen Ausbildung. Vielleicht könnte man sogar sagen, dass genau darin der Zauber der Klangschalenklänge liegt.

Heilsame Entrückung

Der leichte Trancezustand, den wir durch das Lauschen auf die Klänge erlangen, ist deshalb so wichtig, weil wir hier wieder zu uns und damit in die Ordnung kommen können. Diese leichte Trance ist auch ein Zustand, in dem wir unsere Selbstheilungskräfte aktivieren und unser Potenzial entfalten können. Es ist ein Zustand der Leere, der im Buddhismus als Diamant bezeichnet wird, eben weil er so wertvoll ist.

Dabei ist der Raum der Ruhe und Stille in uns nichts Statisches, vielmehr ist es ein Raum der Unendlichkeit, der unbegrenzten Potenzialität. Das ist eng verbunden mit dem Erleben von Transzendenz, also dem Überschreiten von irdischen Erfahrungen, wie es der Bewusstseinswissenschaftler Prof. Dr. Thilo Hinterberger in dem Artikel »Klang und Transzendenz – eine neuropsychologische, physikalische und spirituelle Betrachtung« (in: Fachzeitschrift Klang-Massage-Therapie 12/2017) so anschaulich beschreibt:

»Klänge von Klangschalen und Gongs demonstrieren uns daher so etwas wie Unendlichkeit – ein Klang ist daher ewig, mit einem Anfang aber ohne Ende ist er endlos und nimmt uns daher mit in die Unendlichkeit, die gekennzeichnet ist von grenzenloser Weite – einem wesentlichen Aspekt von Transzendenzerlebnissen. Mit ihrer langsam abklingenden Hüllkurve führen uns diese lang anhaltenden Klänge in die Stille. Aber einer Stille, die nicht die Ruhe als starres Nichts markiert, sondern eben einer Stille, die unendlich vielfältig aber subtil gefüllt ist von einer Lebendigkeit, aus der letztendlich das Leben lebt. Damit haben die Klänge von Klangschalen ein hohes Potenzial, uns in den subtilen Bereich der transzendenten Wirklichkeit hineinzuführen, einer Wirklichkeit, die in der feinen Ruhe des Seins zu liegen scheint.«

Die Erkenntnis über den permanenten Fluss unserer Gedanken ist ein wichtiger Schritt auf diesem Weg. Wenn wir lernen, die Gedanken nach und nach mithilfe der Klänge zur Ruhe zu bringen, können wir diesen wunderbaren, nährenden Raum der Stille in uns betreten und wirken lassen. Damit schaffen wir die zentrale Voraussetzung, von der aus wir unser Leben aktiv gestalten können.

KLANGMEDITATION: Die Klangwolke – Einladung zum Perspektivenwechsel

Jetzt möchte ich dir die Klangmeditation »Die Klangwolke« vorstellen. Oft sind wir so verstrickt in Gedanken, Vorstellungen oder Überzeugungen, dass es uns schwerfällt, eine Situation oder ein Erlebnis neutral zu betrachten. Diese Meditation lädt dich dazu ein, aus einer anderen Perspektive auf dich und dein Leben zu blicken. Die Klänge sind dabei dein zuverlässiger Begleiter.

Worum es in der Klangmeditation geht

Beim Lauschen der Klangschalentöne bist du ganz bei dir und spürst, wie sie dich sanft berühren. Sie breiten sich in deinem Körper aus und es entsteht ein wunderbares Gefühl der Weite. Eine Weite, die von deinem Körper aus mehr und mehr nach außen strahlt und sich in Richtung Himmel ausdehnt.

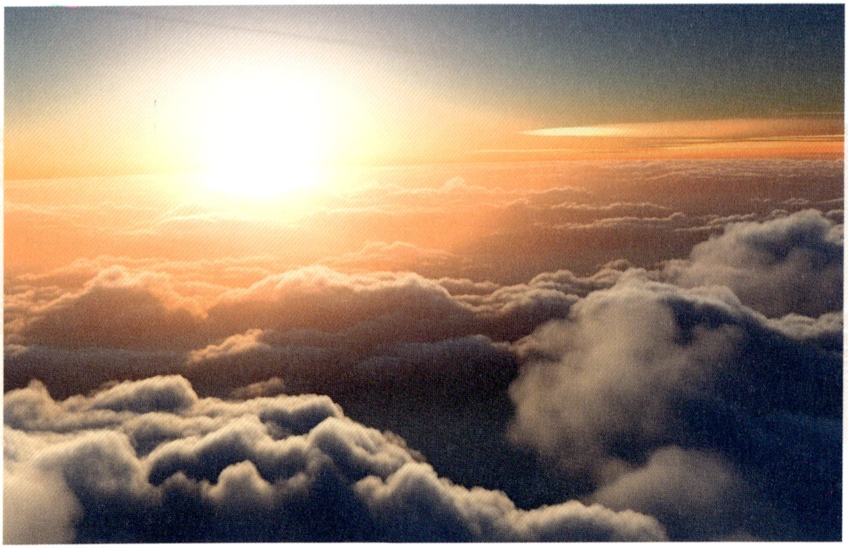

Sicher verbunden mit den Klängen, gehst du auf eine Entdeckungsreise. Du schwebst nach oben in den Himmel und begegnest dort einer wunderschönen Wolke – einer Klangwolke. Nur du selbst weißt, wie deine Klangwolke aussieht. In jedem Fall ist es eine Wolke zum Wohlfühlen und Kuscheln. Eine Wolke, die zum Entspannen einlädt. Eine Wolke, in der du dich geborgen und sicher fühlst.

Du richtest es dir auf deiner Klangwolke ganz bequem ein. Das gibt dir Sicherheit und Weite. Du kannst von deiner Wolke aus gelassen auf die Welt schauen und genießt diese wunderbare Möglichkeit. Und dann, wenn du magst, kannst du in dich hineinschauen, hineinspüren, dich wahrnehmen, um dich mehr und mehr kennenzulernen.

In deiner Klangwolke bist du ganz bei dir und bekommst vielleicht auch Lust, von dir aus nach außen zu schauen. Du bist in Kontakt mit dir und mit dem Außen und vielleicht wird dir bewusst, was deine wahren Bedürfnisse sind und welche eher von außen gesteuert werden. So entsteht vielleicht eine Idee in dir, was du verändern möchtest. Ganz spielerisch entstehen Gedanken, Ideen, Bilder. Im Zusammenspiel mit deinen ureigenen Bedürfnissen und den äußeren Bedingungen verläuft dieser Prozess voll Leichtigkeit und Freude. Du bekommst ein Gefühl dafür, wie dich dein Weg Schritt für Schritt in eine positive Veränderung führt. Dadurch entsteht in dir ein Gefühl der Sicherheit, dass du deinen Weg so gehst, wie er für dich richtig ist.

Vielleicht hast du Lust, in der Klangwolke und getragen von den Klängen, deine jüngste Vergangenheit anzuschauen und schon auf erste, wunderbare Ideen für die nahe Zukunft zu blicken. Gedanken kommen, Gedanken gehen, erste Ideen entstehen, die in nächster Zeit klarer und klarer werden.

Zunächst schau dir all die Situationen, Geschehnisse an, die dir Freude bereitet haben. Und auch die, die für dich gut und positiv verlaufen sind. Welche positiven Veränderungen haben sich in der jüngsten Vergangenheit daraus ergeben?

Richte dann deinen Blick auf Herausforderungen, die es gab. Wie war das, was hast du daraus gelernt? Im Klangraum kannst du ganz locker hinschauen, ohne diese Herausforderungen oder dich selbst zu bewerten. So kommen wie von selbst erste Ideen, was du anders machen möchtest. Ganz spielerisch lässt du dies geschehen, in dem Wissen, dass das jetzt nur eine Momentaufnahme ist. Und dass sich die Ideen in den nächsten Tagen verfestigen oder ändern können oder dass auch weitere, kreative Ideen noch in den Klangräumen, die du für dich gestaltest, entstehen werden. Jetzt ist es nur eine Momentaufnahme des aktuellen Ideenstandes, der Wünsche, die nach und nach noch klarer werden und die du mit den Klängen mehr und mehr in deinem Unterbewusstsein verankerst. Auf diese Weise kommen deine Wünsche und Ideen in Resonanz mit helfenden Kräften im Außen, sodass sie Wirklichkeit werden können.

Du brauchst dafür nichts weiter zu tun, als die Klänge zu genießen und ganz in das wohlige, geborgene Gefühl deiner Klangwolke einzutauchen.

Und wenn du dann so weit bist, kommst du langsam wieder ins Hier und Jetzt zurück – mit dem festen Wissen, dass das, was du eben erlebt hast, ganz von selbst in dir weiterwirkt, mit jedem Klangraum, den du für dich gestaltest.

Audio-Datei zur Klangmeditation:
Die Klangwolke – Einladung zum Perspektivenwechsel
Dauer: etwa 20 Minuten

Nimm dir im Anschluss wieder einige Minuten Zeit und notiere, was du während und nach der Klangmeditation erlebt, gefühlt, wahrgenommen hast. Ich habe dafür eine Seite im Klang-Tagebuch für dich vorbereitet, sodass du deine Erkenntnisse dort festhalten kannst. Berücksichtige auch die Ideen für Veränderungen, die vielleicht jetzt schon in dir aufgetaucht sind.

Akzeptanz – eine wichtige Voraussetzung für Veränderung

Die eben beschriebene Klangmeditation ist eine wunderbare Möglichkeit, das anzunehmen, was gerade ist. Dabei machst du verschiedene Erfahrungen, die ganz sanft ineinander greifen: Du bist in dir angekommen, hast einen nährenden Ort der Ruhe und Stille erfahren. Du kannst wie von einer höheren Warte aus auf dich schauen und erkennst deine wahren Bedürfnisse. Du bist in Ordnung und zwar genauso, wie du jetzt gerade bist. Auch dein Leben ist genauso in Ordnung, wie es ist. Die Erkenntnis und Akzeptanz, dass alles gut ist, wie es ist, ist der Startpunkt, von dem aus deine selbstbestimmte Entwicklung beginnt, und eine wichtige Voraussetzung für Veränderung.

Einerseits sind da also deine bisherigen Lebenserfahrungen mit all dem Guten und all den Herausforderungen deines Lebens. Andererseits gibt es den Punkt, an dem du dich gerade befindest und deine wahren Bedürfnisse erkennst. Dir wird auch klar, welche Bedürfnisse von außen gesteuert sind und mit deinen Glaubenssätzen zusammenhängen.

Durch diese Erkenntnis entsteht in dir wie von selbst eine Idee, was du verändern möchtest. Indem du deine wahren Bedürfnisse und Ziele erkennst, kannst du sie auch auf den Weg bringen und nach und nach verwirklichen. In dir entsteht ein Gefühl der Sicherheit, dass Veränderungen mithilfe der Klänge möglich und umsetzbar sind. Dabei kann dir bewusst werden, dass vieles von dem, was du täglich tust, eigentlich mehr dem entspricht, was andere von dir erwarten, als dem, was du dir selbst wünschst. Die daraus resultierenden Erkenntnisse können beispielsweise lauten:

- Ich bin nicht auf der Welt, um anderen zu gefallen.
- Ich bin nicht auf der Welt, damit es anderen gut geht.
- Ich bin nicht da, damit andere ihren Wohlstand auf meiner Arbeit aufbauen.
- Ich bin liebenswert so, wie ich bin.

Aus diesen Erkenntnissen ergibt sich dann ein Wunsch und der kann zu einer Veränderung in deiner Haltung führen, sodass du dir vielleicht denkst:

Ich bin hier auf der Welt, um mein Potenzial zu leben – es darf mir gut gehen und ich darf mich des Lebens freuen!

Von hier aus gehst du deinen Weg der Klangtransformation weiter – Schritt für Schritt. Dabei befreist du dich immer weiter von der Fremdbestimmtheit und nimmst dein Leben wieder mehr und mehr selbst in die Hand, denn durch die Klangmeditation hast du deinen inneren Kompass auf deine wahren Bedürfnisse ausgerichtet. Und du kannst deinen Blick öffnen, um Ressourcen und Lösungen zu erkennen.

Natürlich geht das nicht von jetzt auf gleich, denn es fällt uns Menschen meist schwer, Veränderungen anzugehen, weil diese mit Anstrengungen und auch Unsicherheit verbunden sind. Da scheint es verlockend, anderen die Schuld zu geben, denn dann müssen wir ja nichts tun, sondern es liegt an den anderen. Doch das macht es nur vermeintlich leichter, hält uns letztlich jedoch gefangen in Situationen, die wir so eigentlich nicht möchten, die uns nicht guttun. Solche Schuldzuweisungen berauben uns unserer Selbstbestimmung. Doch genau diese brauchen wir, um unser Leben aktiv zu gestalten.

Was, wenn es die Worte Schuld und stören nicht gäbe?

An der newarischen Kultur Nepals hat mich besonders beeindruckt, dass es die Wörter »stören« und »Schuld« nicht gibt. Das fand ich ungemein interessant. Stell dir mal vor, das wäre bei uns der Fall. Denn wenn wir zu jemanden sagen:

»Es stört mich, dass du immer an mir herumnörgelst, das verunsichert mich« oder »Du bist schuld, dass ich mich jetzt so mies fühle«, sind wir dann bei uns? Nein, da sind wir mit unserer Aufmerksamkeit beim anderen.

ÜBUNG: Was stört dich, wer ist schuld?

Ich ermutige dich, einen Tag lang alles aufzuschreiben, was dich stört. Notiere auch, wenn jemand aus deiner Sicht schuld daran ist, dass du dich nicht gut fühlst. Sieh es als Experiment und als Möglichkeit, dich besser kennenzulernen. Geh mit Neugier an die Sache. Notiere deine Erfahrung im Klang-Tagebuch.

Diese Beobachtung ist aber nicht nur spannend, sondern ein wichtiger Schlüssel zu mehr Selbstbestimmung und Zufriedenheit. Denn wenn du etwas als störend empfindest, wenn du jemandem die Schuld an etwas gibst, dann bist du fremdbestimmt, dann bist du im Außen und nicht bei dir. Dann machst du dich zum Opfer. Nur wenn du bei dir bist, spürst du, was wirklich gut für dich ist, was du dir in deinem Herzen wünschst. So hilft dir diese Beobachtung, dich mehr und mehr aus den Verstrickungen der Fremdbestimmung zu lösen, wieder zur Selbstbestimmung zu gelangen und so dein Leben aktiv zu gestalten.

Die Klänge der Klangschalen helfen uns dabei, denn sie führen uns einfach und schnell in Kontakt mit uns selbst. Du wirst im Lauf der nächsten Wochen merken, dass dir das mithilfe der täglichen Klangräume immer leichter fällt. Irgendwann reicht es schon, an den Klang einer Klangschale zu denken und du entspannst und kommst ganz im Hier und Jetzt und bei dir an. Diesen Konditionierungseffekt kann man sich wunderbar im Alltag zunutze machen, zum Beispiel wenn du in einer Arbeitssitzung merkst, dass du angespannt bist. Dann denke an die Klänge, nimm einige bewusste Atemzüge und atme dabei langsam und vollständig aus. Du wirst merken, wie dein System herunterfährt, die Spannung abnimmt und du wieder in Balance kommst. Dabei wirst du zunehmend merken, dass die äußeren Faktoren unser Leben im Hier und Jetzt gar nicht so sehr beeinflussen.

Du hast in der ersten Woche schon gespürt, dass der Klang dich stark macht, die Bereitschaft fördert, dich wahrzunehmen, und den Mut und die Lust weckt, dich auf den Weg der Veränderung zu begeben und loszugehen. Indem du akzeptierst, was ist, beschreitest du nun die nächste Etappe. So entwickelst du eine achtsame und gleichzeitig liebevolle Haltung gegenüber dir selbst. Indem du dich selbst akzeptierst, wie du bist, wird eine Art Kettenreaktion ausgelöst, denn deine Einstellung zu dir selbst wirkt sich auf die nächsten Schritte aus:

- Du kommst bei dir an, fühlst dich in deiner Haut wohl.
- Du hast den Raum, deine wahren Bedürfnisse zu erkennen.
- Indem du deine Bedürfnisse erkennst, kommt der Wunsch nach Veränderung und Erfüllung auf.
- Du bist dir sicher, dass du deine Wünsche verwirklichen kannst, und begibst dich auf den Weg – du nimmst dein Leben wieder in die Hand.

Klangübungen für dich

Für die nächste Woche möchte ich dir noch zwei Klangübungen mit auf den Weg geben, die du täglich genießen kannst.

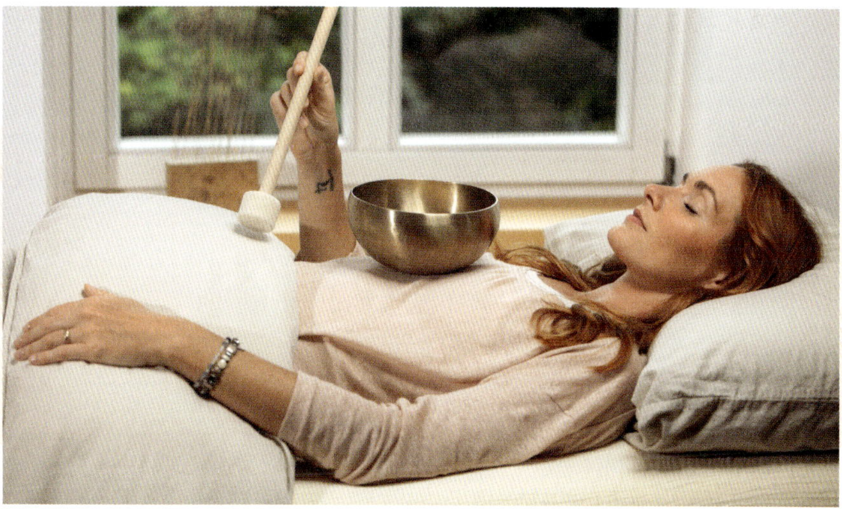

Klangrituale im Bett – am Abend oder Morgen – sind besonders angenehm.

KLANGÜBUNG: Klangritual am Abend

Die Klänge sind eine wunderbare Möglichkeit, vor dem Schlafengehen den Tag noch einmal zu betrachten und aufzuräumen. Gerade wenn mein Tag mal nicht so gut gelaufen ist, nutze ich abends die Klänge gerne, um noch einmal den Tag zu reflektieren. Das ist meine Art der Psychohygiene und ein gutes Mittel, um erholsam zu schlafen. Ich spiele dafür für mich meist die kleine Beckenschale oder lasse eine Audioaufnahme laufen. Das kann »Ein Klangraum für mich!« (siehe Seite 63) oder ein Stück von dem Album »Adhvanika« (siehe Seite 26) sein. Dabei lasse ich vor meinem inneren Auge den Tag Revue passieren. Das kann dann folgendermaßen aussehen.

Übungsablauf

- Weder zeitlich noch inhaltlich habe ich heute das erledigt, was ich mir vorgenommen hatte. Das hat mich müde und unzufrieden gemacht. Endlich ist es Abend, ich lege mich ins Bett und setze meine Klangschale auf mein Brustbein. Mit dem Klang der Klangschale bin ich augenblicklich ganz bei mir.
- Die Klangschale klingt nicht gut. Töne fehlen, teilweise ist da ein Missklang und die Klangschale klingt schnell und mit einem armseligen Klang aus. Der Klang entspricht meiner Gemütsverfassung.
- Mit dem Klang spüre ich mich, wie ich jetzt bin. Das nehme ich erst einmal wahr. Im nächsten Schritt entsteht daraus der Wunsch, diesen Zustand zu verändern. Das ist der Beginn einer positiven Transformation.
- Ich nehme den Klang in mir achtsam wahr, spüre, wie die Klangschwingungen durch den Körper fließen, dort, wo sie frei hindurchfließen, und dort, wo sie abgebremst, blockiert werden. Dadurch spüre ich, wie der Klang in mir wirkt und sich dabei nach und nach verändert.
- Die Klangschwingungen wirken in meinem Körper und ich habe das Gefühl, dass sich die Spannungen mit den Klängen lösen. Dadurch klingt die Klangschale immer besser. Das freut mich; die Klangschalenklänge und meine Körperschwingungen verbinden sich in mir immer mehr, bauen sich auf und es entsteht zunehmend ein freier und harmonischer Klang.

- Ich genieße die Klangschwingungen, wie sie durch meinen Körper fließen, und spüre dabei auch noch die Bereiche, die blockiert sind und mit jeder Klangwelle freier und freier werden. Die angenehme Weite und der freie Raum in meinem Körper nehmen zu. So kann ich den Blick auf mich wenden und den Tag Revue passieren lassen.
- Ich blicke auf den vergangenen Tag. Zunächst auf all das, was gut war. Ich bin erstaunt, wie viele Dinge auch an diesem schlechten Tag positiv waren. Ich freue mich darüber. Das gibt mir die Energie und den offenen Raum, auch das anzuschauen, was nicht so gut gelaufen ist.
- Im nächsten Schritt schaue ich mir die Probleme aus der Vogelperspektive an. So habe ich einen distanzierten und freien Blick von oben und kann unbefangen das problembehaftete Geschehen betrachten, vielleicht darüber lächeln. Dabei denke ich mir oft: Wie leicht ich wieder mal in alte Muster gefallen bin – aber mit einem liebevollen Blick auf mich selbst. So entstehen in mir Ideen, was ich ändern kann und möchte.
- Im Klangraum überlege ich, was ich am nächsten Tag anders machen will. Das ist bereits ein mentales Einüben der Veränderung, sodass diese in der Realität leichter geschehen kann. Ich verinnerliche damit mein Vorhaben, gewinne ein Gefühl der Sicherheit, dass das so auch geschehen wird. Das ist die entscheidende Kraft und Energie, die die Umsetzung in die Realität ermöglicht.
- Dann genieße ich noch für einige Minuten die Klänge, spüre meinen Körper, atme tief durch. Anschließend stelle ich die Klangschale und den Schlägel zur Seite und schlafe meist schnell ein.

Mit dieser kleinen Klangübung habe ich den vergangenen Tag aufgeräumt. In der Nacht müssen so nicht mehr die Probleme des Vortags aufgearbeitet werden, der Weg ist frei für einen gesunden und erholsamen Schlaf. Man könnte auch sagen, dass ich mit diesem Klangritual eine Art Mini-Reinkarnation durchlaufen habe. Das heißt, ich lerne aus dem Vergangenen – dem vergangenen Tag – und bereite mich damit auf das Neue vor, also auf den neuen Tag, den ich durch meine Reflexion besser gestalten werde. Das ist für mich der tiefere Sinn der Reinkarnation: Wir lernen aus unseren Fehlern und entwickeln uns weiter.

Du kannst diese kleine Klangübung natürlich auch ohne Klangschale praktizieren und dir die Audio-Datei über Lautsprecher anhören. Auch hierbei kannst du die Klangschwingungen in dir wahrnehmen und wie eben beschrieben vorgehen.

TIPP

Auf dieser Etappe deines Weges empfehle ich dir, dieses abendliche Ritual mehrere Tage hintereinander zu machen und die Klänge so nachts für dich arbeiten zu lassen. Das fördert deine innere Klarheit. Denn diese Art der abendlichen Reflexion öffnet in uns auch einen Raum für neue Ideen, die sich zum Beispiel in den Träumen oder ersten Gedanken am Morgen beim Aufwachen zeigen können.

Oft bekomme ich die Rückmeldung, dass der Schlaf sich durch die abendliche Klangübung verbessert, sowohl was das Einschlafen als auch das Durchschlafen betrifft. Manche Menschen berichten auch, dass sie weniger Schlaf brauchen und sich morgens einfach fitter und frischer fühlen.

KLANGÜBUNG: Klangvolle Einstimmung auf den Tag

Während wir nachts schlafen, geschieht viel in uns. Das alles ist in unserem Unterbewusstsein gespeichert und hält wertvolle Informationen für uns bereit. Doch meist sind wir morgens in Eile und nehmen gar nicht wahr, was uns über Nacht zuteilgeworden ist. Daher möchte ich dich ermutigen, dir auch morgens noch einige Minuten mit den Klängen zu gönnen, um der Nacht nachzuspüren. Im Klangraum am Morgen kannst du erkennen, was gerade für dich wichtig ist. Schreib es gleich in deinem Klang-Tagebuch auf, damit es nicht verloren geht.

Es gibt natürlich viele Arten, sich mit Klängen auf den Tag einzustimmen. Ich möchte dir hier eine Übung vorstellen, bei der ich die Klangschale mit dem Atem verbinde. Der Atem ist ein direkter Zugang zu unserer Lebensenergie, die wir ja gerade morgens aktivieren wollen, um kraftvoll in den Tag zu starten. Du kannst die Übung mit der Audio-Aufnahme »Ein Klangraum für mich!« (siehe Seite 63) oder mit einer Klangschale durchführen. Dieses Beispiel zeigt dir, wie solch eine klangvolle Einstimmung auf den Tag aussehen kann.

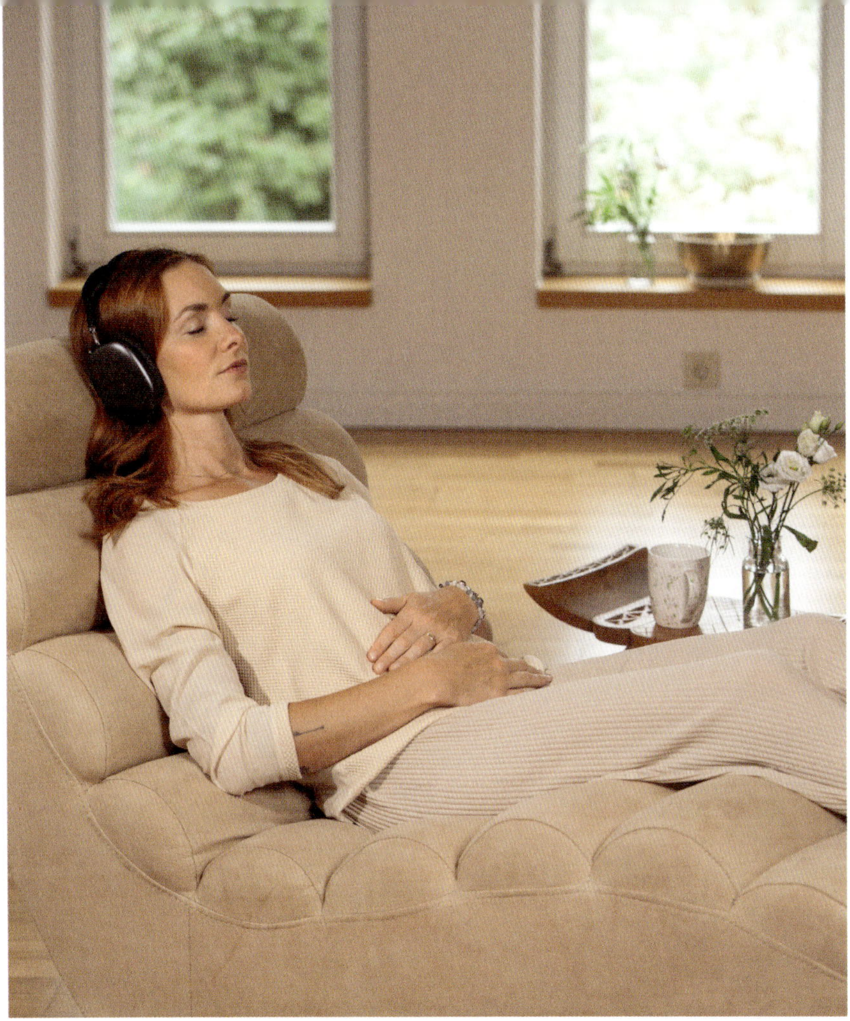

Übungsablauf

- Du bist gerade aufgewacht und bleibst noch etwas im Bett liegen, dabei lässt du die Aufnahme der Klangschalenklänge laufen. Du genießt es, den Klängen zu lauschen, vielleicht hast du dabei noch die Augen geschlossen, bist noch ganz bei dir, genießt die Ruhe und den Frieden des neuen Tags.
- Langsam richtest du deine Aufmerksamkeit auf deinen Atem, noch ohne ihn zu verändern. Du spürst: Es atmet mich. Und so genießt du einige Momente, wie dein Körper dich ganz von selbst, ohne dein Zutun, durch den Atem mit frischer Energie versorgt – mit Lebensenergie.

- Du nimmst wahr, wie der Atem durch deinen Körper strömt und sich dort ausbreitet, so, wie auch die Klänge sich ausbreiten. Durch den Klang und den bewussten Atem spürst du, wie deine Lebensenergie zunehmend geweckt wird. So kommst du mehr und mehr in den Tag hinein. Du wirst mit jedem Klang und jedem Atemzug klarer und beginnst dich auf den Tag zu freuen.
- Du fühlst dich wohl und sicher im Klang und schaust voraus, was der Tag dir bringen wird. Was erwartet dich heute Schönes, welche Momente, Aktivitäten, Begegnungen? Du freust dich darauf und das macht dich stark.
- Nun schaust du voraus, welche Herausforderungen der Tag dir möglicherweise bringen wird. Gibt es etwas, das du anders machen möchtest als sonst, beispielsweise im Umgang mit einem Kollegen? Wie könntest du die Kommunikation verbessern?
- Du spürst, es wird ein wunderbarer Tag, neue Erfahrungen liegen vor dir. Erfahrungen, durch die du reifer wirst, die dir helfen, dich zu entwickeln.
- Nach einiger Zeit ist die Freude am Tag gereift und du beginnst dich langsam zu rekeln und zu strecken und ganz im Hier und Jetzt anzukommen. Gestärkt stehst du nun auf, in der Gewissheit, dass du die vor dir liegenden Aufgaben gut bewältigen wirst. Dein Tag kann beginnen.

Wichtiger Hinweis

Beginne bei diesem morgendlichen Einklang immer mit dem Positiven, mit dem, auf das du dich freust.

Welche Gedanken stärken dich und was fühlt sich für dich gut an?

Was macht dir Spaß an diesem Tag, was willst du vielleicht noch tun, das dir Freude bereitet?

Erst dann, gestärkt und positiv gestimmt, wende dich den Herausforderungen zu. Bedenke dabei: Wir brauchen Herausforderungen, um zu wachsen. Wir brauchen die Polarität von Entspannung und Aktivität, von Leichtigkeit und Herausforderungen.

Wenn es für dich hilfreich ist, frage dich: Wie entwickle ich mich durch diese Herausforderung weiter?

Wenn es anfangs nicht klappt, die Herausforderungen von einer neutralen Warte aus zu betrachten, dann lass sie erst einmal weg. Du kannst zu Beginn deine Gedanken einfach nur auf das richten, worauf du dich freust. Allein das kann manchmal schon schwer genug sein, gerade wenn man sich in einer problematischen Lebenssituation befindet. Aber es gibt immer etwas Schönes – jeden Tag! Das können Kleinigkeiten sein, wie zum Beispiel der erste Tee oder Kaffee am Morgen, ein Blick in die Natur, ein Lächeln, das dir jemand geschenkt hat oder das du dir selbst im Spiegel zugeworfen hast. Ich bin sicher, dass du hier einiges finden wirst.

Nach und nach wirst du in den Klangräumen tiefer in die Entspannung eintauchen und dich sicher genug fühlen, auch problematische Situationen mit einer gewissen Distanz zu betrachten. Achte gut auf dich und überfordere dich nicht.

Die Vorstellung von der Mini-Reinkarnation trifft auch hier zu: Wir lernen aus dem Vergangenen und gestalten unsere Zukunft mit diesem Wissen neu, sodass wir uns jeden Tag weiterentwickeln, uns wohler fühlen. Ganz im Sinne von: neuer Tag, neues Glück.

Denke immer daran: So, wie es gerade ist, ist es gut. Nichts muss, alles kann. Du allein entscheidest über das Tempo deines Fortschreitens. Und so wünsche ich dir nun eine weitere erfahrungsreiche Woche, in der dich die Klänge unterstützen, sodass du mehr und mehr bei dir ankommst und deinen Weg der Klangtransformationen in Leichtigkeit und Freude gehst.

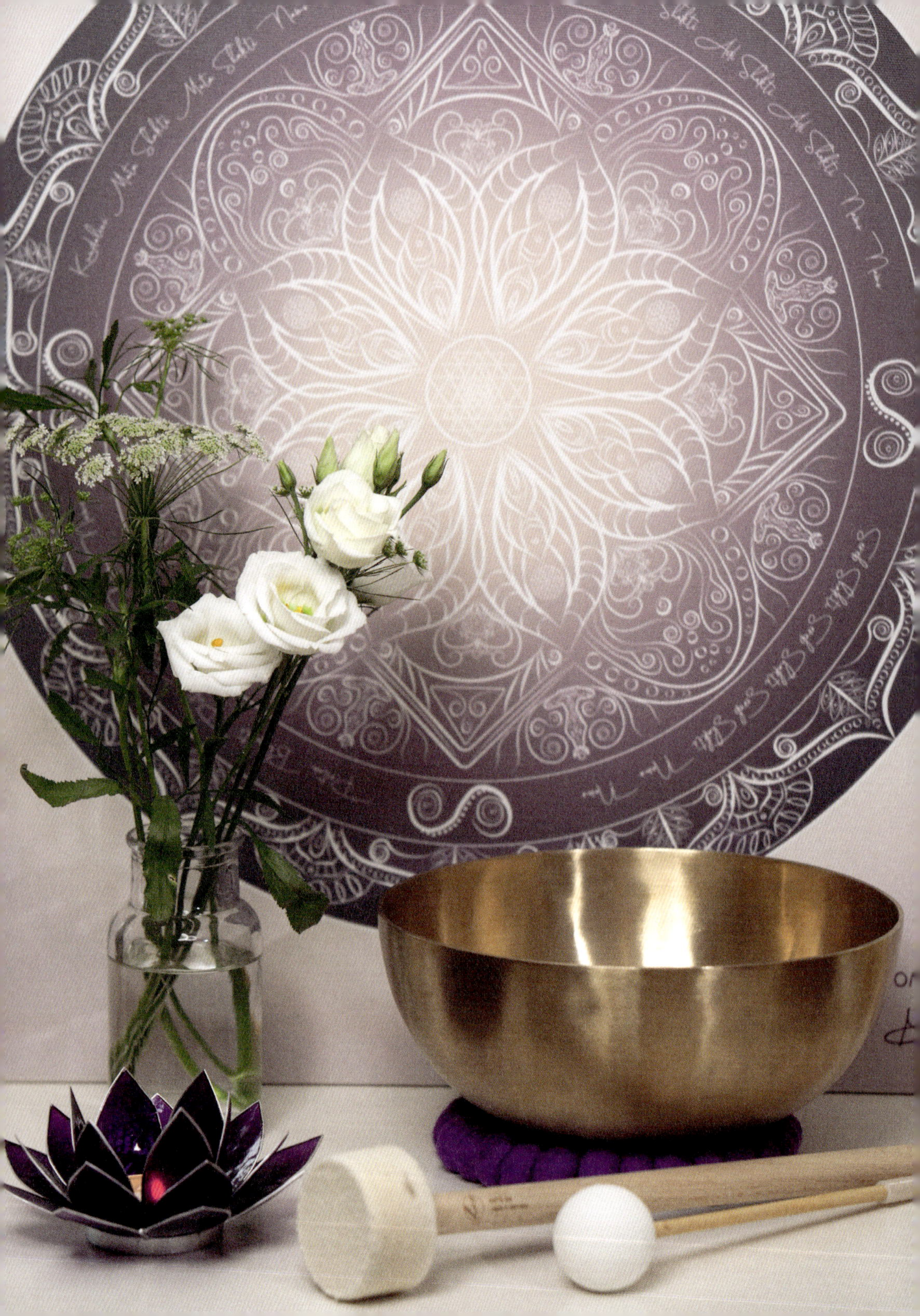

3. ETAPPE: Klarheit gewinnen über meine wahren Bedürfnisse

Du bist mit den Klängen auf dem Weg

Und wieder hast du dir eine Woche lang mit den Klängen etwas Gutes getan. Das ist toll und dafür kannst du dir auf die Schulter klopfen.

Wahrscheinlich hat sich einiges in dir bewegt. Das zu sortieren und Klarheit darüber zu gewinnen, was deine wahren Bedürfnisse und Wünsche sind, ist das zentrale Thema dieser Etappe.

Bevor wir in das neue Thema einsteigen, möchte ich noch einige typische Erfahrungen aus meinen Seminaren mit dir teilen, wie sie häufig bei diesem Abschnitt des Weges gemacht werden. Anhand dieser Beispiele kann ich dir erklären, wie sich die transformierende Kraft der Klänge entfaltet.

»Mein zehnjähriger Sohn legt sich gerne dazu, wenn ich untertags Klang höre. Er holt sich das, das ist sehr schön für mich.«

»Ich habe konsequent morgens einen Klangraum von fünf Minuten für mich gestaltet und bin dafür einfach etwas früher aufgestanden. Aber das war dann immer so schnell rum. Und so wurden aus den fünf Minuten schließlich 15 bis 20 Minuten. Ich merke, dass ich ruhiger werde. Ich schlaf auch besser durch.«

»Ich habe morgens Klänge gespielt und das hat mir geholfen, meine Gedanken zu sortieren, zu überlegen: Was liegt diesen Tag an. Ich habe gemerkt, dass ich die Sachen, die ich nicht so mag, loslassen kann und sie mir dann im Laufe des Tages leichter fallen. Ich kann mich im Laufe des Vormittags noch gut an den Ton erinnern, den ich morgens im Körper gespürt habe.«

»Ich konnte mit den Klängen wesentlich ruhiger schlafen und erinnere mich an meine Träume – das ist sonst nicht so.«

»Mir ist aufgefallen, dass sich die Menschen um mich herum anders verhalten. Fremde sind freundlicher, ich werde oft berührt – schwer zu beschreiben – aber es sind Kleinigkeiten, die mir auffallen. Ich erlebe die Menschen anders, sie sind offener.«

»Ich hab mich in den Finger geschnitten und probierte aus, wie es ist, die Klangschale drauf zu stellen. Ich war verblüfft, wie schnell der Finger geheilt ist!«

Du entscheidest, was dir guttut!

Es ist wichtig, darauf zu achten, was für dich stimmig ist, wie die Klangräume am leichtesten in deinen Tag zu integrieren sind und mit welchen Übungen oder Meditationen du deinen Klangraum gestalten möchtest. Das können nur fünf Minuten sein oder auch mehr. Wichtig ist nur, dass du dranbleibst.

Mach dir keinen Druck, geh spielerisch vor. Wenn du die Klänge zunächst nur nebenbei hören möchtest, ist das ein Anfang. Und wenn es für dich schwer ist, eine Routine zu entwickeln, nimm dir einfach mehr Zeit. Wenn das dann gut gelingt, beginne, den Klängen bewusst zu lauschen. Irgendwann wirst du dir denken: »Ah, heute habe ich noch gar keine Klänge gehört, das möchte ich unbedingt noch nachholen.«

Mit den Klängen zu Klarheit und Leichtigkeit

Mit zunehmender Praxis fällt es immer leichter, die Klänge in den Alltag zu integrieren, und das bringt zahlreiche positive Veränderungen mit sich. Diese durch das Führen des Klang-Tagebuchs bewusst wahrzunehmen, motiviert dich, dranzubleiben. Nutze die Erinnerung an die Klänge auch im Alltag: Atme tief durch und erinnere dich an die harmonischen Klänge und das wohlige Gefühl, das sich mit den Klängen in dir einstellt. Wenn du magst, lächle dabei, denn das Lächeln ist wie ein Verstärker für angenehme Gefühle.

Das, was in uns vorgeht, strahlen wir nach außen aus. Das heißt, wenn ich Unsicherheit oder Unlust in mir trage, dann begegnen mir diese oft auch von außen. Wenn ich hingegen Leichtigkeit und Freude in mir trage, begegnen mir eher schöne Dinge. Wenn die Menschen in deiner Umgebung merken, dass dir die Klänge guttun, macht sie das neugierig, wie das Beispiel mit dem Sohn schön zeigt. Aber bitte forciere nichts, sondern lass es einfach geschehen.

Das Prinzip von Chaos und Neuordnung

Die Klänge bringen etwas in Bewegung, lösen etwas in uns aus – sowohl körperlich wie auch emotional, das ist ganz normal. Daher kann es sein, dass eine Art inneres Chaos entsteht. Dieses Chaos sortiert und beruhigt sich nach und nach wieder, was zu einer Neuordnung führt. Dieser Prozess geschieht wie von selbst und ist von großer Bedeutung. Die Klänge schenken uns das Vertrauen, dieses Chaos anzunehmen in der Gewissheit, dass es sich zum Positiven verändern wird.

Klänge für die Psychohygiene und als Einschlafhilfe

Letztendlich machen wir uns das Prinzip von Chaos und Neuordnung auch bei dem abendlichen Klangritual zunutze. Mit den Klängen können wir das Chaos des Tages aufräumen, sodass wir in einen erholsamen Schlaf sinken dürfen, in dem eine Neuordnung geschehen kann. Dabei wird auch häufig die Traumaktivität angeregt, wobei nachts erstaunliche Erkenntnisse oder Lösungen auftauchen können. Diese morgens zu notieren, ist besonders wertvoll – dafür ist natürlich ein kurzes Klangritual ideal geeignet.

Dass die Klänge positive Effekte auf das Ein- und Durchschlafen und die Schlafqualität im Allgemeinen haben, ist ein häufiger Effekt, der auch schon durch verschiedene Untersuchungen belegt werden konnte, beispielsweise in der Doktorarbeit von Clair Rull an der Medizinischen Fakultät von Montpellier (2022) oder in der Bachelorarbeit von Christl Giselbrecht-Dressler an der Steinbeis-Hochschule Berlin (2019).

Das Prinzip der Resonanz

Es ist eine besondere Erfahrung, wenn sich deine innere Veränderung durch äußere Veränderungen spiegelt. Denn wenn du deinen inneren Kompass neu justierst – eben auf das, was für dich gut ist und was du dir wirklich wünschst –, dann veränderst du damit auch deine Wahrnehmung dessen, was um dich herum geschieht. Das ist eine wichtige Erfahrung: Wie ich die Welt sehe und wie ich mit ihr interagiere, das hat etwas mit mir zu tun. Das zu erkennen, ist ein wichtiger Aspekt in Hinblick auf unsere Selbstbestimmung. Denn wenn ich etwas nicht gut finde, dann weiß ich, dass ich das zu einem gewissen Grad beeinflussen kann, indem ich meine innere Haltung entsprechend verändere.

Typisch dafür ist das Thema der Herausforderungen. Wenn ich diese nicht mehr als Strafe oder Bürde, sondern als Möglichkeit der Weiterentwicklung begreife, dann werde ich sie ganz anders im Leben wahrnehmen. Natürlich gibt es auch Dinge im Leben, auf die wir wenig oder keinen Einfluss haben. Aber wir haben immer Einfluss darauf, wie wir sie bewerten und damit umgehen.

Klänge fördern die Gesundheit

Die entspannende Wirkung der Klänge kommt natürlich auch auf körperlicher Ebene zum Tragen, sodass wir mit ihnen automatisch unsere Gesundheit stärken. Gerade stressbedingte Beschwerden wie Kopf- oder Rückenschmerzen, Müdigkeit und Konzentrationsprobleme oder auch Verdauungsprobleme beginnen sich positiv zu verändern.

Auch hierzu gibt es zahlreiche Falldokumentationen und Forschungen, wie die der österreichischen Zellbiologin Anna Maria Pabst. Sie stellte in einer Untersuchung mit einer Herzschale aus der Peter Hess® Therapie Klangschalen Reihe eine belebende Wirkung der Zellaktivität fest. Und auch Messungen der Herzratenvariabilität als Parameter für Stress und Regeneration liefern deutliche Hinweise darauf, dass die Klänge besonders schnell in einen Entspannungszustand führen. Sie unterstützen Regenerationsprozesse und scheinen die Selbstheilungskräfte anzuregen, wodurch Phänomene erklärbar werden, wie bei dem auf Seite 96 beschriebenen Beispiel mit dem Schnitt in den Finger, der so schnell geheilt ist.

KLANGMEDITATION: Der Nebel lichtet sich – lass die Sonne in dein Herz

Als Einstimmung auf unsere dritte Etappe möchte ich dich nun zu der Klangmeditation »Der Nebel lichtet sich – lass die Sonne in dein Herz« einladen. Sie unterstützt dich dabei, mehr und mehr Klarheit über deine wahren Bedürfnisse und Wünsche zu gewinnen und erste konkrete Vorhaben zu formulieren. Besonders schön ist es, wenn du die Klangmeditation zu Beginn eines neuen Tages anhörst.

Worum es in der Klangmeditation geht

Mit den Klängen biete ich dir einen Klangraum an, in dem du dich entspannen und wohlfühlen kannst. Beim Lauschen der Klänge bist du ganz bei dir, spürst dich, bist in deiner Mitte. Ich lade dich ein zu spüren, wie sich aus der Mitte deines Körpers heraus die Klangwellen mehr und mehr, weiter und weiter in deinem Körper ausbreiten. So entsteht ein wohltuender Klangraum, entsteht Weite; ein Raum zum Betrachten und kreativen Gestalten.

Stell dir vor: Du wachst morgens auf und hast das Gefühl, dass in der Nacht viel geschehen ist. Viele Träume haben dich in der Nacht begleitet. Und all das, was in der Nacht geschehen ist, umgibt dich wie ein dichter Nebel am Morgen. Du betrachtest diesen Nebel und nimmst wahr, dass dieser Nebel ein sehr besonderer und interessanter Raum für dich ist, in dem all deine Erfahrungen und unendlich viele Möglichkeiten liegen – ein großes Entwicklungspotenzial.

Du wirst dir bewusst, dass schöne Aufgaben auf dich warten, für die du zur richtigen Zeit den Raum voll freudiger Energie zur Entwicklung hast. Währenddessen spürst du die wohltuenden Klänge in dir. Wie diese mehr und mehr deinen Körper sanft durchströmen und wie dein Körper und auch dein Geist mehr und mehr mit den Klängen erwachen. So, wie dein Körper mit den Klängen zum Schwingen kommt und erwacht, so kommt auch dein Umfeld, der dich umgebende Nebel der Möglichkeiten, mehr und mehr in Bewegung. Der Nebel wird lockerer, er weitet und lichtet sich mehr und mehr. Die ersten Sonnenstrahlen dringen durch

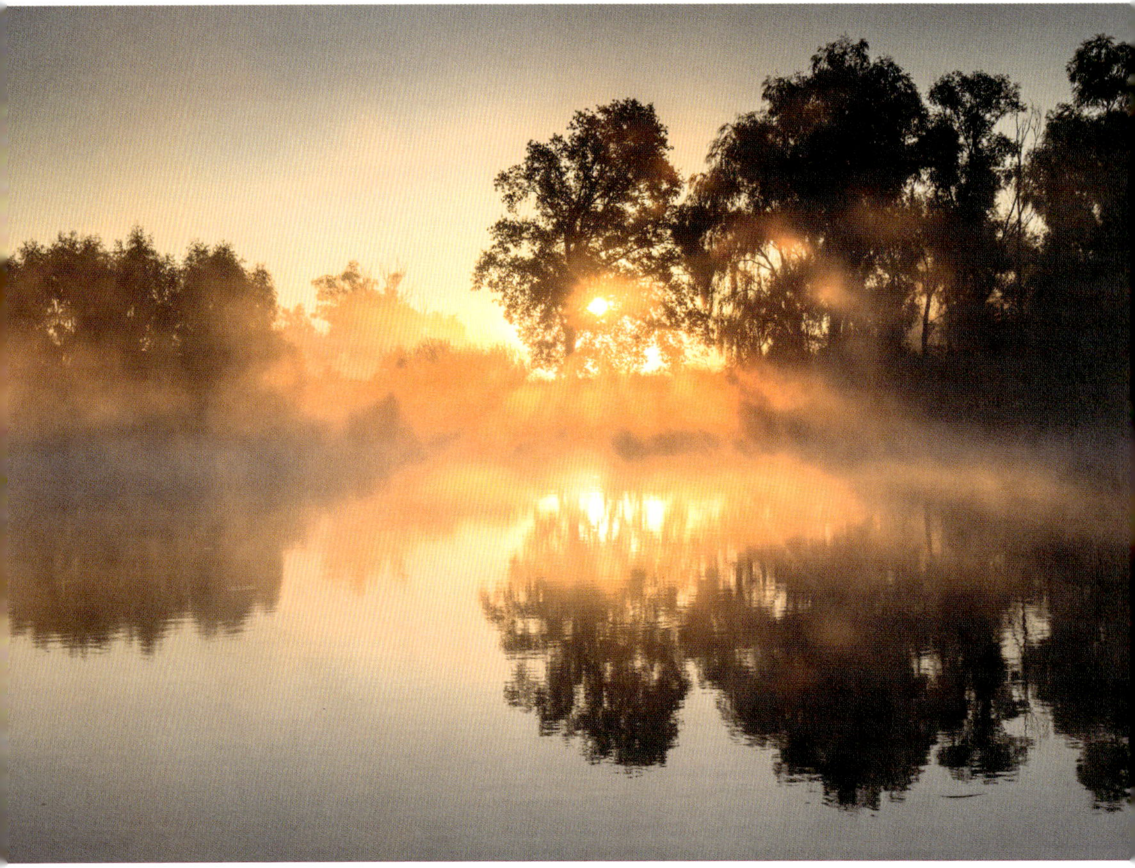

den Nebel. Das ist ein wundervoller Moment und du genießt ihn in vollen Zügen. Ein Lächeln breitet sich auf deinem Gesicht aus und durchdringt deinen gesamten Körper. Ein Lächeln, das dir Freude für diesen Tag bringt. Ein Lächeln, das deine Lebensenergie weckt und fließen lässt.

So, wie du mehr und mehr durch die Klänge von Lebensfreude und Lebensenergie durchströmt wirst, so spürst du, wie sich der Nebel mehr und mehr auflöst und Raum für Licht und Sonne entsteht. Die Sonne, die deinen Raum erfüllt. Ein Raum für Lebensfreude und Weiterentwicklung. Mit der Sonne hast du deinen Nebel mit all seinen wunderbaren Möglichkeiten verabschiedet und in eine sichere Wartestellung geschickt, in deine private Cloud. Dort sind all deine Erfahrungen, deine Ideen sicher abgespeichert. Und immer, wenn du auf deine Erfahrungen zurückgreifen willst, wenn du Ideen umsetzen möchtest, dann brauchst du nur zu deinem Nebel, deiner Cloud zu reisen und schon stehen all deine Erfahrungen und Möglichkeiten zur Verfügung.

So bist du mit den Klängen gut in den neuen Tag gestartet. Ein Tag voller Möglichkeiten. Ein Tag, den du so gestalten kannst, wie du es möchtest. Dein Tag, der besonders für dich sein kann. Denn du hast aus deinen Erfahrungen gelernt und kannst auf sie zurückgreifen, um den Tag in Klarheit, Sicherheit und voller Lebensfreude und Lebenskraft zu gestalten. Wie das heute ganz konkret für dich aussehen kann, das kannst du jetzt in einem längeren Klangraum, den ich für dich gestalten werde, gedanklich durchspielen.

Und wenn du so weit bist, kommst du ganz in deinem Tempo ins Hier und Jetzt zurück – gestärkt und mit neu gewonnener Klarheit.

Audio-Datei zur Klangmeditation:
Der Nebel lichtet sich – lass die Sonne in dein Herz
Dauer: etwa 20 Minuten

Nimm dir wieder einige Minuten Zeit zum Nachspüren, damit sich das Erlebte setzen kann. Schreib erst danach auf der vorbereiteten Seite im Klang-Tagebuch auf, was du während der Meditation erlebt und erfahren hast.

Worte können magisch sein – dein Ziel formulieren

Es ist wichtig, deine Bedürfnisse, Wünsche und Vorhaben klar zu formulieren, denn sie bestimmen die Richtung deines Weges und wirken im Unterbewusstsein. So machst du dich Schritt für Schritt und in Gelassenheit und Freude auf den Weg zur Verwirklichung deines ganz persönlichen Ziels.

Hierfür habe ich eine weitere Seite im Klang-Tagebuch für dich vorbereitet. Schreib hier erst mal alles auf, was dir dazu einfällt. Wenn du dein Ziel definiert und beschrieben hast, versuche, es in einem Satz zusammenzufassen – in einer Affirmation.

Ich habe mich im Laufe meines Lebens intensiv mit der Macht der Worte befasst und gebe meine Erfahrungen und mein Wissen seit vielen Jahren in meinen Affirmation-Seminaren weiter. Dabei wird mir immer wieder aufs Neue deutlich, wie magisch Worte sind. Sie können uns verzaubern, bestärken, Vertrauen schaffen. Doch ebenso können sie uns entmutigen, blockieren oder verletzen. Daher möchte ich dir zur Formulierung deiner persönlichen Affirmation noch einige Tipps mitgeben, die natürlich auch für andere Lebensbereiche wichtig sein können.

So formulierst du deine Affirmationen

Streiche die Worte »müssen« und »sollen« aus deinem Wortschatz. Sie rufen eher Druck und Widerstand hervor. Ersetze sie lieber durch die Ausdrücke »Ich will«, »Ich mag«, Worte die dich ermutigen und deine Selbstbestimmtheit betonen.

Wenn du für dich eine Affirmation formulierst, achte auf folgende Aspekte. Die Affirmation sollte:

- kurz und prägnant sein,
- in einfachen Worten deinen Wunsch ausdrücken,
- positiv formuliert sein, also keine Verneinungen enthalten,
- in der Gegenwartsform sein,
- sich angenehm und leicht anfühlen.

Letzteres ist ganz wichtig. Achte auf dein Gefühl, wenn du die Affirmation ausprichst. Kannst du mit dem Satz in Resonanz gehen, fühlt er sich gut, leicht und kraftvoll an? Das ist ein wichtiger Hinweis, ob die Formulierung für dich stimmig ist. Hier ein paar Beispiele:

- Ich gehe entspannt und gelassen durchs Leben.
- Ich genieße die kleinen Freuden, die der Tag bringt, und erkenne die Schönheit des Lebens.
- Ich bin liebenswert so, wie ich bin.
- Ich habe Freude an meiner Arbeit und werde gut entlohnt.
- Ich lebe voll Leichtigkeit eine erfüllte Partnerschaft.
- Ich erfülle meine Aufgaben voll Freude und Gelassenheit.
- Ich achte auf die Bedürfnisse meines Körpers.
- Ich fühle mich fit und voll Energie.

Wenn du deine Affirmation formuliert hast, schreib sie auf eine Karte und befestige sie an einem Platz, wo du sie gut siehst. Wenn du auf diese Weise immer wieder unvermittelt dein Ziel buchstäblich vor Augen hast, fokussierst du dich automatisch darauf. So wirst du immer wieder daran erinnert, was dir wichtig ist und worauf du dich gerade ausrichten willst.

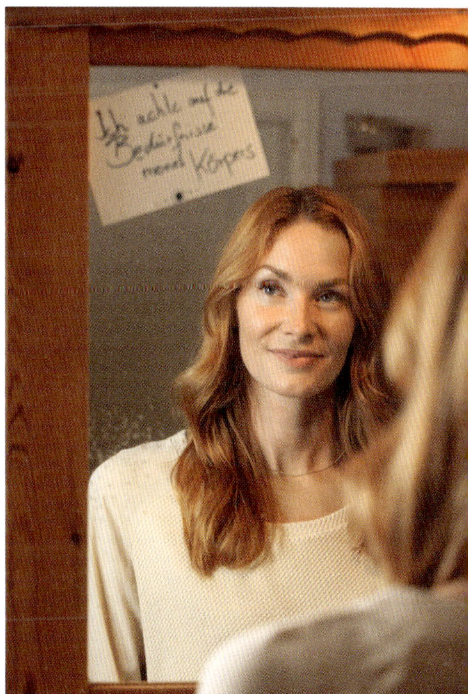

Werde dir deiner Gestaltungskraft bewusst und nutze sie für das, was dir wirklich wichtig ist!

Jeden Weg gehen wir Schritt für Schritt

Wenn wir ein Ziel vor Augen haben, dann wollen wir dieses meist schnell erreichen. So begeben wir uns zügig oder gar hektisch auf den Weg, das Ziel ständig im Blick, ohne unnötige Ablenkung und ohne wahrzunehmen, was noch um uns herum passiert. Wenn ich aber so auf dem Weg bin, ist der Weg für mich wahrscheinlich unangenehm, herausfordernd und ich verpasse die vielfältigen Möglichkeiten, die mir auf dem Weg begegnen. Das ging mir früher auch so, bis ich folgende Erfahrung in Nepal machen durfte.

Auf dem Weg mit den Sherpas

Während meines Forschungsjahres in Nepal habe ich mich einmal auf den Weg zu Schamanen in den Bergen gemacht, um von ihnen zu lernen und ihre Ritualplätze energetisch zu untersuchen. Da diese Plätze hoch oben in den Bergen in der Nähe des Rarasees gelegen waren, nicht mit dem Auto erreicht werden konnten und der Weg durch das Himalaya-Gebiet schwierig war, habe ich mir zur Unterstützung zwei nepalesische Sherpas geleistet, die mein Gepäck für mich trugen. Mit meinem deutschen Kopf und meinen Vorstellungen begab ich mich zielstrebig auf den Weg. Ich war mit den Sherpas sehr unzufrieden. Sie schienen Freude an ihrer Arbeit zu haben, was ja okay war. Allerdings waren sie sehr gemütlich unterwegs, Schritt für Schritt gingen sie den Weg entlang, genossen die Natur und unterhielten sich gelegentlich miteinander. Das ärgerte mich und ich wollte ihnen zeigen, wie man in Deutschland schnell sein Ziel erreicht. Ich überholte sie zügigen Schrittes, denn ich hatte ja auch kein Gepäck zu tragen. Doch nach kurzer Zeit hatte ich mich verausgabt, sodass ich eine längere Pause einlegen musste, um mich von den Strapazen zu erholen. Meine Erholung setzte gerade erst ein, als die beiden Träger ruhigen Schrittes und entspannt lächelnd an mir vorbeikamen. Müdigkeit und Erschöpfung, wie sie bei mir durch mein anfangs schnelles Tempo aufgekommen waren, konnte ich bei ihnen nicht erkennen. Als ich wieder genug Luft bekam, eilte ich weiter auf dem Weg, um sie einzuholen. Das war eine kräftezehrende Angelegenheit. Am Abend war ich absolut erschöpft und musste bald schlafen gehen, wohingegen meine beiden Begleiter einen angeregten Abend verbrachten.

Für mich war das eine harte Erfahrung. In meinem schnellen Voranschreiten, nur auf das Ziel konzentriert und ohne die Schönheit der Natur um mich herum wahrzunehmen, hatte ich mich überfordert und war völlig verausgabt. Am liebsten hätte ich mein Vorhaben aufgegeben, doch natürlich wollte ich mir keine Blöße geben und blieb.

Im Gegensatz zu mir hatten die beiden Sherpas geruhsam und gelassen, Schritt für Schritt das Ziel erreicht, ohne erschöpft zu sein. Der Weg hatte ihnen Spaß gemacht und sie haben dabei noch den Raum gehabt, Neues zu entdecken und zu erfahren. Ich hatte aus der mir selbst gestellten Herausforderung von meinen Helfern gelernt: Den weiteren Weg ging ich nun Schritt für Schritt mit ihnen. Nun bereitete mir der Weg Freude und ich hatte Zeit, die Natur um mich herum zu genießen. Das war eine ungemein wertvolle und wichtige Erfahrung für mich.

Vielleicht geht es dir im Leben auch manchmal so, wie es mir mit den Sherpas ergangen ist. Das kann man leicht ändern. Das Ziel ist einfacher und gewinnbringender zu erreichen, wenn du den Weg entspannt und Schritt für Schritt gehst.

Mein Trick: Immer nur den nächsten Schritt vor Augen

Auch heute noch, wende ich diese Vorgehensweise an, wenn ich schwierige Wegstrecken vor mir habe.

Seit einiger Zeit leben meine Frau und ich auf der wunderschönen griechischen Insel Ikaria. Ich genieße es, abends längere Spaziergänge von unserem nahe am Meer gelegenen Haus in die Berge zu unternehmen. Die Wege in den Bergen sind manchmal sehr steil und lang. Dann frage ich mich, ob ich das schaffe und ob ich nicht völlig erledigt bin, wenn ich das Ziel erreicht habe. Mit einem kleinen Trick kann ich den Weg aber ohne große Anstrengung meistern und habe dabei noch Muße, die Natur zu bewundern. Beim Gehen schaue ich nicht auf das Ziel, sondern blicke zunächst nur auf die nächsten paar Meter, die vor mir liegen; eine kleine, überschaubare Strecke. Diese paar Meter scheinen nicht so steil zu sein und so nehme ich das auch beim Gehen wahr. Leicht und

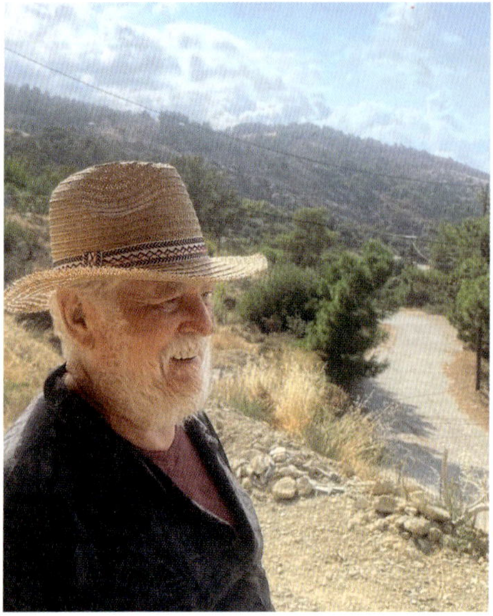

Schritt für Schritt den Berg hoch auf Ikaria.

ohne große Kraftanstrengung gehe ich den Weg auf diese Weise – eben Schritt für Schritt. Manchmal lege ich eine kurze Pause ein. Dann bin ich erstaunt, wie viel ich schon geschafft habe mit meinen kleinen, langsamen Schritten. Ich sehe, dass ich meinem Ziel schon ein ganzes Stück näher gekommen bin. Das macht mir Mut und gibt mir Kraft für den weiteren Weg. Und während des Gehens erfreue ich mich an der Umgebung und der Schönheit der Natur. So gehe ich weiter, bis ich schließlich den Gipfel erreicht habe.

Mit diesem kleinen Trick habe ich mir und dem Weg die Schwere genommen und mein Ziel voll Freude und Gelassenheit erreicht.

Was habe ich aus meinen Erfahrungen gelernt? Immer nur das Ziel vor Augen zu haben und es möglichst schnell und direkt erreichen zu wollen, erzeugt Druck, fordert unnötig viel Kraft, nimmt die Lust und verhindert Erkenntnisse, die wir auf dem Weg machen können. Deshalb ist es gut, einen Weg, eine Aufgabe immer Schritt für Schritt anzugehen. Lege immer wieder genüsslich Pausen ein, freue dich über das, was du schon geschafft und die Erfahrungen, die du dabei gemacht hast. Dann macht der Weg Freude und es fällt leicht, ihn zu bewältigen – Stück für Stück, bis das Ziel erreicht ist.

Klangmeditationen und Klangübungen für dich

Ich möchte dir noch einige neue Möglichkeiten vorstellen, wie du für dich Klangräume gestalten kannst, die dich Schritt für Schritt deinem Ziel näher bringen.

KLANGMEDITATION: Mit den Klängen zu meinem inneren Ort der Kraft

Die folgende Klangmeditation ist eine ganz wunderbare Möglichkeit, zur Ruhe zu kommen und Energie zu tanken, um deinen Weg voll Freude beschreiten, all das Schöne genießen und die Erfahrungen, die dir dabei begegnen, wertschätzen zu können.

Worum es in der Klangmeditation geht

Indem du den Klängen lauschst, bist du mit dem Klang der Klangschale verbunden und du kannst spüren, wie die Klänge dich berühren. Während du die Klänge genießt und spürst, wie sie sanft deinen Körper durchströmen, breiten sich mehr und mehr Ruhe, Entspannung und Wohlgefühl in dir aus. Im Klangraum kannst du deinen Atem wahrnehmen, wie dieser gelassener, ruhiger und tiefer wird und dich Atemzug für Atemzug mit Lebensenergie versorgt. Es geschieht einfach, ohne dass du etwas tun musst. Genieße dieses wundervolle Gefühl.

Mit deinem ruhigen und tiefen Atem genießt du den Klangfluss in deinem Körper. Du spürst in dich hinein, in welchem Bereich du die Klangschwingungen besonders angenehm wahrnimmst. Vielleicht ist das dein Bauchbereich oder dein Unterleib, dein Herzbereich oder auch ein ganz anderer Teil deines Körpers. Und so bist du mit den Klängen auf einer wunderbaren Entdeckungsreise, um deinen Wohlfühlbereich in dir zu entdecken. Die Klänge und deine Aufmerksamkeit in deinem Körper lassen dich den besonderen Bereich in deinem Körper finden, den Bereich, in dem du dich wohl, geborgen, sicher und voller Energie fühlst – deinen inneren Ort der Kraft. Wohlgefühl, Ruhe, Frieden und deine Lebensenergie durchströmen von hier aus deinen gesamten Körper.

Du brauchst nichts zu tun, es geschieht einfach. Spüre und genieße die Klänge in diesem Bereich.

Während du die Klänge und das wohlige Gefühl in dir genießt, stell dir Folgendes vor: Du sitzt an einem angenehmen, sonnigen, warmen Tag friedlich und freudig an einem See und lässt spielerisch einen Stein in den See fallen. Es ist faszinierend, was hier alles passiert. Die fließenden, konzentrischen Wellen, die entstehen und sich in einer sanften Wellenbewegung weiter und weiter durch den See hindurch ausbreiten. Die sanften Wellen fließen weiter und weiter, bis sie das Ufer erreichen. Es ist ein wunderbares Gefühl, diese sanften, friedvollen und harmonischen Bewegungen im See zu beobachten. Indem du dieses Geschehen im See aufmerksam und neugierig wahrnimmst, erkennst du, dass sich mit den Klangschwingungen auch in dir dieser friedvolle und sanfte Vorgang vollzieht. Sanfte Klangwellen, die von deinem inneren Ort der Kraft aus den gesamten Körper mit sanfter Energie durchströmen. Du kannst jetzt in gelassener und friedvoller Stimmung dem Klangfluss durch deinen Körper folgen. Ein Klangfluss, der schließlich deine Haut erreicht und diese sanft mitschwingen lässt. Mit den Klängen schwingt die Haut deines gesamten Körpers wie eine Membran. Du nimmst wahr, wie die Klangschwingungen über die Haut nach außen in die Welt strömen. Dir wird dabei klar, dass all das, was in deinem Inneren geschieht, genauso nach außen schwingt und dort weiter wirkt.

Wie fühlt es sich für dich an, wenn Wohlgefühl, Freude, Frieden, Sicherheit und Lebensenergie in dir auch nach außen wirken und bei deinem Partner, deiner Familie, in der Gemeinschaft ankommen?

Dabei wird dir bewusst: Indem du dir Gutes tust, bewirkst du auch in deinem Umfeld Gutes. Du brauchst dazu weiter nichts tun, es geschieht ganz einfach. Und so gehst du deinen Weg weiter – genährt von deinem inneren Kraftort. Schritt für Schritt beschreitest du deinen Weg, genießt ihn und näherst dich mit jedem Schritt deinem Ziel – getragen von der wohltuenden Energie, die du eben in deinem ganz persönlichen Wohlfühlort erfahren hast.

Genieße dieses Gefühl noch eine Weile und komm dann ganz in deinem Tempo ins Hier und Jetzt zurück – gestärkt von der wohltuenden Energie deines ganz persönlichen, inneren Kraftortes und dem Wissen, dass du dort jederzeit Energie tanken kannst.

Audio-Datei zur Klangmeditation:
Mit den Klängen zu meinem inneren Ort der Kraft
Dauer: etwa 15 Minuten

Nimm dir anschließend wieder etwas Zeit zum Nachspüren, um danach in deinem Klang-Tagebuch zu notieren, was du während der Klangmeditation erlebt hast. Wie sieht dein ganz persönlicher innerer Ort der Kraft aus? Wie war es für dich, dort Ruhe zu finden und Energie zu tanken? Was hast du sonst noch wahrgenommen? Nutze dafür wieder die vorbereitete Seite.

Entspannen bei einer Klangmassage

Ich habe dir schon am Anfang des Buchs von der Klangmassage erzählt, die ich vor etwa 40 Jahren entwickelt habe. Sie versteht sich in erster Linie als ganzheitliche Entspannungsmethode, die gleichermaßen Körper, Geist und Seele anspricht. Eine klassische Klangmassage zur Entspannung dauert etwa eine Stunde, inklusive Vor- und Nachgespräch. Dabei wird sowohl die Körperrückseite als auch die Vorderseite mit den Klängen verwöhnt und es gibt eine Zeit der Nachruhe, die sehr wichtig ist. Vielleicht ist dir das Ruhen nach der Aktivität aus dem Yoga bekannt, wo man darum weiß, dass während dieser Zeit die Erfahrungen im Körper integriert werden. So ist es auch bei der Klangmassage und den Klangräumen, die du für dich gestaltest. Daher ist es so wichtig, dir immer noch etwas Zeit zum Nachspüren zu nehmen.

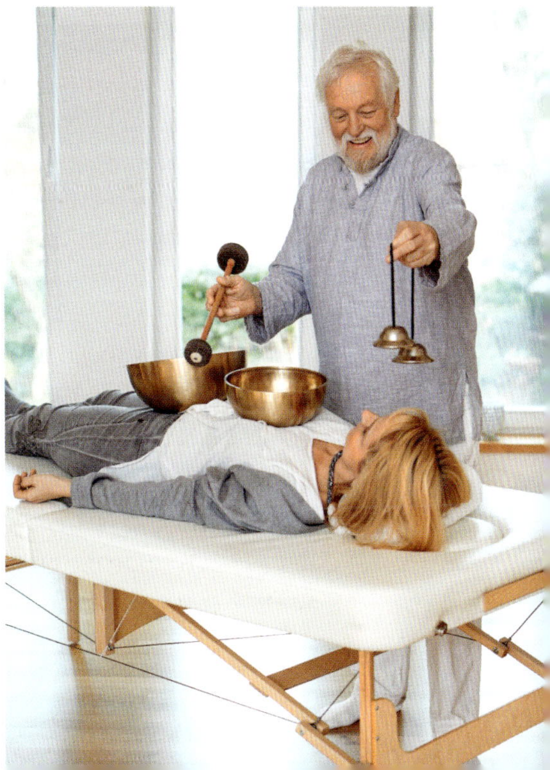

Ganz vereinfacht gesagt, werden bei der Klangmassage Klangschalen nach einem bestimmten Ablauf auf dem bekleideten Körper positioniert und sanft angeschlägelt. Die harmonischen Klänge beruhigen den Geist, die sanften Klangschwingungen lockern den Körper. Unser Innerstes erfährt Raum zur Entfaltung. So kann Regeneration auf allen Ebenen geschehen.

Die wohltuende Wirkung regelmäßiger Klangmassagen konnte schon durch verschiedene Forschungsprojekte und Untersuchungen belegt werden. Daher möchte ich dir heute zeigen, wie du für dich selbst solch eine entspannende Klangmassage gestalten kannst.

KLANGÜBUNG MIT KLANGSCHALE: Selbst-Klangmassage der Körpervorderseite im Liegen

Zu Beginn braucht es etwas Übung, damit die Klangschale sicher auf dem Körper steht und du sie gelassen anklingen kannst. Nimm dir einfach etwas Zeit und öffne anfangs ruhig kurz die Augen, wenn du die Schale anspielst. Dann schließ die Augen wieder und genieße die hörbaren und fühlbaren Klänge. Nach und nach wirst du sicherer beim Anschlägeln, kannst die Augen dabei mehr und mehr geschlossen halten. Nach einiger Zeit geschieht das Antönen auch im völligen Entspannungszustand und du kannst die Klänge fast so gut genießen, wie bei einer richtigen Klangmassage.

Die Selbst-Klangmassage, wie ich sie hier beschreibe, kannst du hervorragend mit der bereits erwähnten Universalschale (siehe Seite 24) durchführen. Alternativ empfehle ich dir eine Beckenschale, denn mit ihren tiefen, erdigen Klängen führt sie besonders schnell in die Entspannung.

Selbst-Klangmassage auf der Körpervorderseite

- Leg dich bequem auf den Rücken. Achte darauf, dass dein Kopf entspannt liegt und stütze vielleicht die Knie mit einem Kissen ab. Wenn du magst, kannst du dich auch zudecken.
- Nun nimm deine Klangschale und positioniere sie auf dem Solarplexus. Das ist der Bereich oberhalb des Bauchnabels. Klinge hier die Klangschale sanft an. Nimm wahr, wie sich die zarten Klangschwingungen auf deinen

Körper übertragen, wie sie sich wellenförmig vom Boden der Klangschale aus ausbreiten. Sanft massieren die Schwingungen von diesem Bereich aus nach und nach deinen gesamten Körper.

- Lass die Klangschale fast ausklingen, bevor du sie erneut anklingst. Du findest für dich deinen passenden Anschlagrhythmus, wie er für dich angenehm ist. Mit jedem Klang breitet sich mehr und mehr ein Gefühl der Ruhe in dir aus. Vielleicht beobachtest du, wie dabei auch dein Atem ruhiger und tiefer wird. Klinge die Schale für einige Minuten an und genieße das angenehme Gefühl.
- Nun rückst du die Klangschale nach unten, sodass sie etwa auf dem Schambeinbereich steht. Hier klingst du sie wieder einige Male an. Auch hier genießt du das sanfte Vibrieren, das von der Schale ausgeht und deinen Körper wohlig durchströmt.
- Anschließend verwöhnst du auch noch den Brustbereich mit den Klängen und genießt es, wie sie in dir schwingen. Vielleicht entsteht ein Gefühl der Wärme, Weite und Leichtigkeit in dir.
- Zum Abschluss lässt du die Klänge noch einige Male auf dem Solarplexus erklingen. Dann lässt du die Klangschale ausklingen, stellst sie beiseite und spürst noch einige Minuten nach. Wie geht es dir jetzt, fühlst du dich verändert – körperlich, geistig, emotional?
- Erst dann beginne dich zu recken und zu strecken, vielleicht gähnst du oder nimmst ein paar tiefe Atemzüge, bevor du wieder ganz im Hier und Jetzt ankommst.

Nach der Klangmassage solltest du ein Glas Wasser trinken, das unterstützt den reinigenden Effekt. Notiere dann deine Erfahrungen wieder im Klang-Tagebuch.

Hinweis

Natürlich kannst du die Klangmassage auch nur an einer Körperposition durchführen. Ich persönlich liebe es zum Beispiel, die Beckenschale auf dem Solarplexus oder Brustbein anzuklingen und ihre tiefen Klänge und intensiven Schwingungen wahrzunehmen. Meine Frau Emily hingegen bevorzugt meist die Herzschale auf dem Brustbereich.

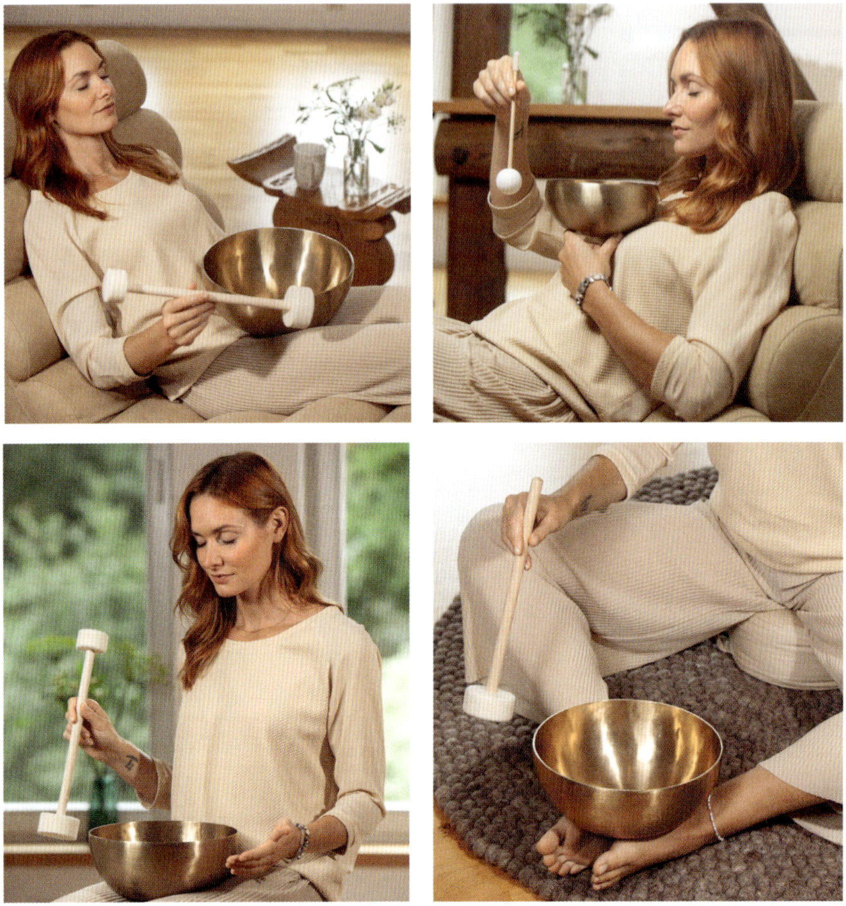

Die Selbst-Klangmassage an verschiedenen Körperstellen: Becken, Brust, Oberschenkel und Füße.

Aber es können natürlich auch die Füße sein, auf die du die Klangschale stellst oder die Oberschenkel. Probiere aus, was dir guttut. Es gibt kein Richtig oder Falsch – du entscheidest.

Variation: Selbst-Klangmassage mit einem Lächeln verbinden

Und noch ein Geheimtipp von mir: Verbinde die Selbst-Klangmassage oder auch andere Klangübungen mit einem Lächeln, beispielsweise so: Während du die Klänge genießt, beginnst du langsam zu lächeln. Erst ist es nur ein leichtes Anheben der Mundwinkel. Wie fühlt sich das an? Nach und nach breitet sich das Lächeln immer mehr in deinem Gesicht, in deinem ganzen Körper und darüber hinaus aus. Es ist wie das Aufgehen deiner inneren Sonne. Genieße die Klänge und das Gefühl des Lächelns. Bade in diesem Gefühl und tanke dich damit richtig voll.

Das Lächeln ist ein wahrer Stresskiller. So weiß man aus verschiedenen Untersuchungen, dass nicht nur das laute Lachen, sondern auch das kleine Lächeln gesund ist. Denn bei jedem Lächeln schüttet unser Körper Glückshormone aus. So gibt es wissenschaftliche Hinweise darauf, dass Lächeln die Durchblutung anregt und den Kreislauf in Schwung bringt, ebenso wird dadurch die Gehirnleistung gesteigert und die Kreativität angeregt. Und in Verbindung mit den entspannenden, wohltuenden Klängen potenziert sich diese Wirkung.

Schenke dir und der Welt dein Lächeln, denn Lächeln bringt nicht nur Freude, sondern ist auch gesund!

Hinweis

Wie schon erwähnt, speichert unser Körper alle unsere Erfahrungen. Daher wäre es gut, dir einmal eine richtige Klangmassage zu gönnen. So erinnert sich dein Körper auch bei der Selbst-Klangmassage daran und du profitierst von diesem Effekt.

Eine Liste mit Klangprofis in deiner Nähe, die vielleicht auch Klangreisen oder sogenannte Klangbäder anbieten, findest du auf der Website des Internationalen Fachverbands Klang-Massage-Therapie e. V. (siehe Seite 174).

Und falls du mehr über die Klangmassage erfahren willst, findest du in meinem Buch »Die heilende Kraft der Klangmassage« (Irisiana Verlag, 2012) neben vielfältigen Hintergründen auch eine ausführliche Beschreibung zum Ablauf einer sogenannten Basis-Klangmassage für den gesamten Körper.

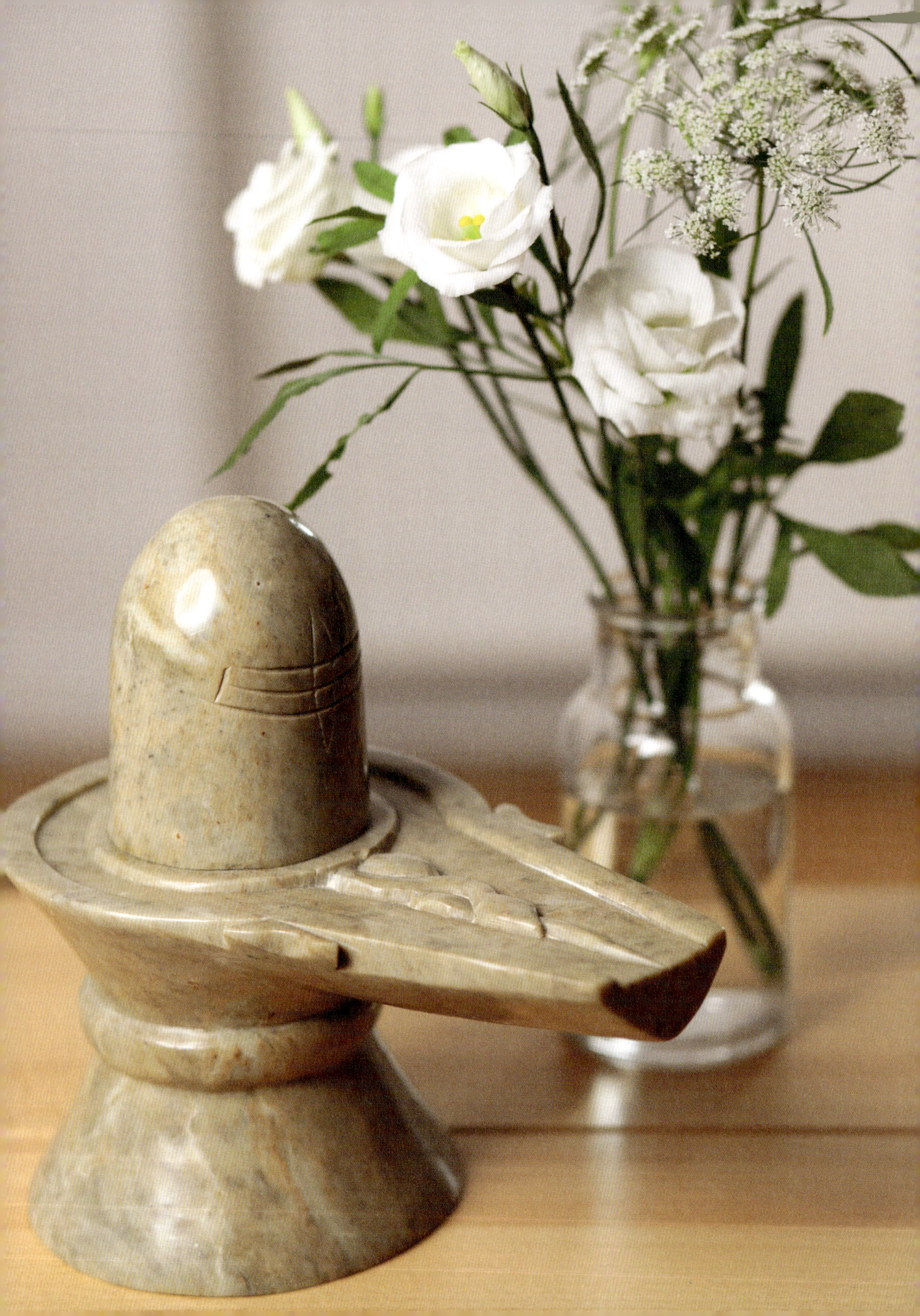

4. ETAPPE: Ich schöpfe Kraft aus der Polarität

Polarität – ein wichtiges Prinzip im Leben

Um Schritt für Schritt den Weg der Klangtransformation zu gehen, braucht es eine innere Ausrichtung und unser Tun. Dabei kommt das Prinzip der Polarität zum Tragen, das grundsätzlich enorm wichtig für unser Leben ist. Bereits Goethe sprach von der Polarität: »Zwei Dinge sollten Kinder von ihren Eltern bekommen: Wurzeln und Flügel.« Diese Polarität fehlt uns Erwachsenen oft. Das ist mir auch durch meine Erfahrungen in Nepal deutlich geworden. Wir brauchen die Verbindung von Geist und Körper, von Zufriedenheit und Herausforderung ebenso wie ein ausgewogenes Verhältnis von Entspannung und Anspannung. Es braucht die Verbindung von Spiritualität und Materie, die in Indien und Nepal durch das weibliche und männliche Prinzip im Shiva-Lingam-Symbol verdeutlicht wird, wie du es auf der nebenstehenden Seite siehst. Und so wollen wir uns in dieser Etappe mit dem Thema der Polarität befassen.

In unserer westlichen Welt sind wir häufig sehr einseitig auf das Materielle hin ausgerichtet, auf das, was wir rational erfassen, messen und beweisen können. Die Welt des Fühlens, der Erfahrung und auch der Spiritualität wird weit weniger wichtig genommen, dabei ist gerade diese Ebene unserer Existenz so entscheidend für unser Lebensglück.

Mit den Klängen der Klangschalen haben wir ein wunderbares Medium, um Entspannung zu erfahren, um die eigene Innenwelt zu erkunden und Erfahrungen der Transzendenz, der Spiritualität zu machen. Damit beginnen wir wieder, unsere Polarität zu leben und damit zu einer gesunden Ganzheit zu finden, in der unsere Lebensenergie frei fließen kann.

Das Zusammenspiel von Spiritualität und Materie

Für mich ist Spiritualität nichts, was mit Religion zu tun hat. Ursprünglich leitet sich das Wort vom lateinischen Wort *spiritus* ab, das als »Geist« oder »Hauch« übersetzt wird. Ich verstehe Spiritualität als eine Hinwendung zum inneren Erleben, zu Erfahrungen, die über die sinnliche Wahrnehmung hinausgehen, also transzendente Erfahrungen. Solche Erfahrungen gehen meist mit Gefühlen der Verbundenheit und des inneren Friedens einher. Sie schenken uns eine innere Gewissheit, dass alles gut ist, genauso, wie es ist. Es sind Erfahrungen wie jene, die ich vor so vielen Jahren in Nepal machen durfte, als ich mich auf einmal in das große Ganze eingebunden fühlte und mein Leben plötzlich einen Sinn hatte. Diese Erkenntnis war mit der Gewissheit verbunden, dass das auch für mein weiteres Leben gilt, und diese Gewissheit trage ich bis heute in mir. Ich erlebe in meinen Seminaren stets aufs Neue, dass die Klänge genau solche Erfahrungen des Urvertrauens und der Transzendenz auf einfache Weise ermöglichen und damit ein wichtiger Schlüssel zu mehr Zufriedenheit und Lebensglück sind.

Solche Erfahrungen können wir aber nicht gedanklich machen. Wir können lediglich einen Rahmen schaffen, in dem wir uns für sie öffnen. Und genau das machst du schon seit mehreren Wochen mit den täglichen Klangräumen, die du dir schenkst. Indem du dich entspannst, deine Gedanken zur Ruhe bringst, dich wahr- und annimmst so, wie du gerade bist, betrittst du einen inneren Raum der Ruhe und Stille. Und dieser Raum bildet genau den Rahmen, in dem transzendente Erfahrungen geschehen können, so wie das Thilo Hinterberger beschrieben hat (siehe Seite 81). Hierzu möchte ich mit dir einige typische Rückmeldungen aus meinen Seminaren teilen.

»In mir hat sich ein Gefühl tiefer Geborgenheit und eine unglaublich friedliche Ruhe ausgebreitet.«

»Es war, als ob ich im Kosmos schwebte, ich habe mich zutiefst verbunden gefühlt – mit euch hier im Raum, mit der Natur, ja, mit der ganzen Welt!«

»Ich fühle mich wie neugeboren, es war, als wäre ich direkt an die Quelle des Lebens angeschlossen.«

Diese Beispiele zeigen sehr schön, was ich mit transzendenten Erfahrungen und Spiritualität meine. Es sind Erfahrungen, die mit Gefühlen der Geborgenheit, des Getragen-Seins und der Zuversicht einhergehen und eng mit dem Begriff des Urvertrauens zusammenhängen, ebenso wie mit dem der Resilienz, auf den wir in der 7. Etappe näher eingehen werden. Wenn unser Leben auf solch positiven Grundgefühlen basiert, dann kann uns eigentlich nichts mehr umwerfen, dann sind wir in der Lage, Herausforderungen zu meistern und unser Leben frei und glücklich zu gestalten!

ÜBUNG: Was bedeutet für dich Glück?

Ich möchte dich einladen, dir einen kleinen Klangraum zu gestalten und zu entspannen. Dazu kannst du die Audio-Datei »Ein Klangraum für mich!« nutzen oder auf deiner eigenen Klangschale spielen.

Genieße die Klänge, und wenn du dich entspannt und wohlfühlst, lass deine Gedanken zum Thema Glück wandern und stell dir folgende Fragen:

- Was bedeutet Glück für mich?
- Wann in meinem Leben habe ich mich richtig glücklich gefühlt?
- Wie fühlt sich Glück an?
- Was macht mich im Alltag glücklich?

Lass anschließend deine Gedanken wieder zur Ruhe kommen, bevor du ganz in deinem Tempo ins Hier und Jetzt zurückkehrst.

Nimm dir anschließend etwas Zeit und notiere deine Antworten oder inneren Bilder und Gedanken, die während dieser Übung in dir aufgetaucht sind, in deinem Klang-Tagebuch. Ich habe dafür eine extra Seite für dich vorbereitet.

Polarität der Götter und in der Musik Nepals

Nepal ist für mich im Laufe meines Lebens zu einer zweiten Heimat geworden. Auch wenn die Menschen dort arm sind, sind sie so freundlich, glücklich und offen. Ausnahmen sind die, die in westlichen Ländern studiert oder lange dort gelebt haben. Wenn ich aus Nepal zurückkomme und in Frankfurt am Flughafen bin, sehe ich so viele »graue Männer« mit versteinerten Gesichtern, wie sie Michael Ende in seinem Buch *Momo* eindrücklich beschrieben hat. Dann muss ich immer an den alten Spruch denken: Geld alleine macht nicht glücklich.

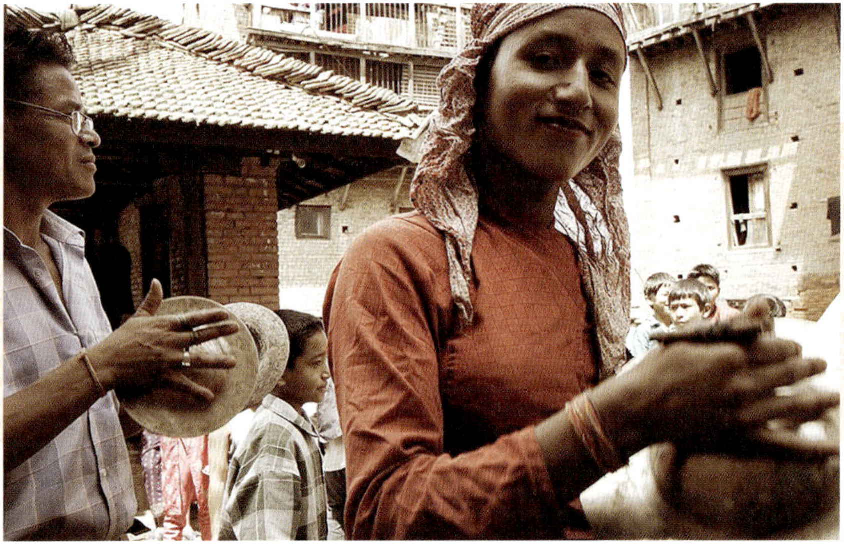

Musikgruppe in Bhaktapur.

Wie du weißt, habe ich bei meiner Forschungsreise 1984 vor allem Energieplätze in Nepal untersucht. Dabei bediente ich mich neben physikalischen und biophysikalischen Messverfahren besonders radiästhetischer Methoden wie dem Wünschelruten-Gehen. Auf die Anregung eines Musikforschers hin, habe ich auch in der Königsstadt Bhaktapur die energetische Wirkung von 24 Plätzen untersucht, die den Musikgöttern geweiht sind. Ich war erstaunt, dass zwölf dieser Plätze fördernde und stärkende Energien anboten, wohingegen die anderen zwölf eher herausfordernde, aggressive und dämonenhafte Energien abgaben. Der Musikforscher erklärte mir, dass das korrekt sei, da die Menschen in ihren Ritualen zwei Gottheiten gleichermaßen opfern: zum einen dem Gott Nasjador (auch Nasadyah genannt), der Entspannung bietet und Raum für Entwicklung; zum anderen dem Gott Heimadjor (auch Haimadya genannt), der für Herausforderungen, Aggressivität und dämonenhafte Energie steht. Mit meiner westlichen Sichtweise konnte ich nicht verstehen, warum man einem scheinbar negativen Gott wie Heimadjor überhaupt opfert, ich musste darüber lächeln. Ich dachte, wir in Deutschland würden das viel effektiver machen und uns nur mit dem Musikgott Nasjador beschäftigen, der uns was bringt. Den andern würden wir vermeiden oder ignorieren.

Bei dem Gespräch erfuhr ich, dass sich auch in den Musikinstrumenten selbst das Prinzip der Polarität spiegelt. So kommen Trommeln häufig paarweise vor, wie die Tabla. Das Tabla-Set ist in die Tabla, die weibliche Trommel, und die Bayan, die männliche Trommel, unterteilt. Auch bei der Dhimay, der typischen, beidseitig bespannten Rohrtrommel der Newar, wird eine Seite der weiblichen, die andere der männlichen Energie zugeschrieben.

Zwei Aspekte ergänzen sich

Durch solche Erfahrungen wurde meine Aufmerksamkeit auf das Prinzip der Polarität gelenkt und ich habe begriffen, dass wir beides brauchen: Harmonie und Herausforderungen. Es braucht schließlich sowohl Regen als auch Sonne, damit etwas gedeihen kann. Wir benötigen nicht nur Entspannung, sondern auch Aktivität in unserem Leben, um gesund und vital zu bleiben. Beide Energien sind notwendig. Wenn wir vor Herausforderungen stehen, können wir daran wachsen und fühlen uns richtig gut, wenn wir sie gemeistert haben.

Indem ich das erkannte, veränderte sich meine Einstellung zum Leben und ich konnte meine durch die Erziehung eingeengte Sichtweise erweitern. Ich begriff, dass ich mein Leben bislang sehr einseitig betrachtet hatte, immer nur das wahrnahm, was nicht gut, schwierig und herausfordernd war. Ich war in einem Mangelbewusstsein und einer Problemtrance gefangen. Das heißt, mein Blick war so auf das Negative fokussiert, dass ich gar nichts anderes mehr wahrgenommen habe, ganz im Sinne einer sich selbsterfüllenden Prophezeiung. Das war für mich eine unglaublich wichtige Erkenntnis. Endlich verstand ich, dass Herausforderungen eine Chance für Wachstum sind und seither kann ich konstruktiv mit ihnen umgehen. Dabei wurde mir auch deutlich, welch enorme Kraft meine Gedanken haben und wie wichtig es ist, dass ich bewusst entscheide, worauf ich sie lenke. So habe ich begonnen, mein Leben aktiv zu gestalten und zwar so, wie es meinen wahren Bedürfnissen und Wünschen entspricht, und in dem Bewusstsein, dass in meinem Leben ohne Herausforderungen nichts weitergeht. Denn wir brauchen die Polarität, damit wir wachsen können.

Das Newar-Fest Bisket Jatra und der Weltenbaum

Gerade in den Festen spiegelt sich in Nepal das Prinzip der Polarität wider. Besonders beeindruckt mich dabei immer wieder das Bisket Jatra in Bhaktapur, das von der Volksgruppe der Newar gefeiert wird und mit dem nepalesischen Neujahrsfest zusammenfällt. Dieses Fest geht über mehrere Tage. Zu Beginn werden die Götter Bhairava (auch Bhairav genannt) und Kali durch die Straßen der Stadt gezogen. Ihr Zusammenstoß symbolisiert die Vereinigung von Mann und Frau und soll Fruchtbarkeit für das neue Jahr bringen. Höhepunkt des Festes ist das Aufstellen des über 20 Meter hohen Weltenbaums, der Himmel und Erde verbindet (siehe Foto auf der gegenüberliegenden Seite). Der Weltenbaum muss stehen, denn sonst kann das Leben nicht weitergehen. Am Weltenbaum ist das »kosmische Band« angebracht, das zeigt, dass Kosmos und Erde zusammengehören. Das Zusammentreffen der Götter ist ein heftiges Ritual, bei dem es auch immer wieder Verletzte gibt. Doch erst nach der Vereinigung der Götter und dem Aufstellen des Weltenbaums breitet sich tiefer Frieden in der brodelnden Menge der Feiernden aus.

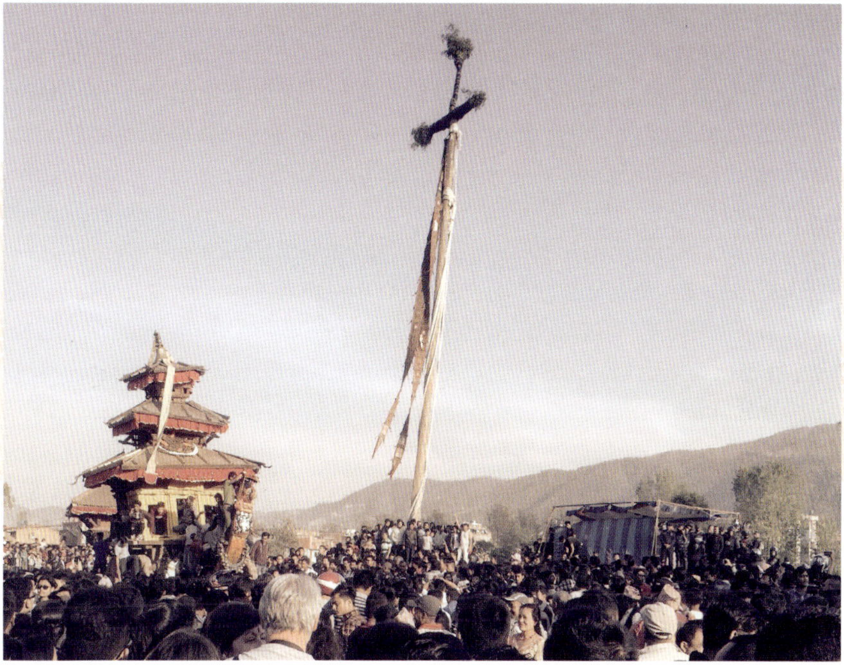

Das »kosmische Band« am Weltenbaum symbolisiert die Verbindung von Himmel und Erde.

In dem gesamten Prozess dieses Festes spiegelt sich das Prinzip der Lebensenergie, der kosmischen Energie, das sich in folgenden Schritten vollzieht: Spannung – Ladung – Entladung – Entspannung. Der Arzt und Psychoanalytiker Wilhelm Reich sagte, dass dieses Prinzip Ursprung allen Lebens ist, dass ohne es kein Leben existiert. Es ist das Prinzip unserer Lebensenergie.

Wir im Westen haben das Verständnis für die Polarität oft verloren. Wir sind so sehr materiell verhaftet, dass wir im Grunde spirituell debil sind. Das wollen wir sicher nicht. Wenn wir hingegen ohne Bodenhaftung nur in spirituellen Sphären schweben würden, wäre das auch nicht das Wahre. Beide Pole müssen zusammenspielen, wie bei einer Batterie. Sind die Pole ausgeprägt, dann haben wir eine Spannung und Strom kann fließen. Wenn wir Menschen unsere beiden Pole – Materie und Spiritualität – ausgeprägt haben, dann kann bei uns die Lebensenergie fließen, dann sind wir kreativ und bewegen uns wunderbar im Leben weiter.

KLANGMEDITATION: Der Weltenbaum

Inspiriert durch den Weltenbaum beim Bisket Jatra, habe ich eine Klangmeditation verfasst, mit der ich dich einladen möchte, dem Thema der Polarität in dir nachzuspüren. Die Meditation ist eine Möglichkeit, wie du mit den Klängen deinen ganz persönlichen Weltenbaum, deine Polarität, deine Lebensenergie, wahrnehmen und stärken kannst.

Diese Klangmeditation solltest du im Sitzen oder auch im Stehen genießen. Wichtig ist, dass deine Füße auf dem Boden aufgestellt sind, sodass du den Kontakt mit der Erde gut spüren kannst. Und deine Wirbelsäule und dein Kopf sollten aufgerichtet sein, sodass du den Klangfluss durch deinen Körper gut wahrnehmen und auch die Verbindung nach oben zum Kosmos spüren kannst.

Worum es in der Klangmeditation geht

Indem du den Klängen lauschst, bist du mehr und mehr bei dir, kommst in deiner Mitte an. Aus deiner Mitte heraus entsteht Weite. Du genießt die Klangschwingungen und wie sie sich in deinem Körper ausbreiten.

Mit deiner Aufmerksamkeit kannst du wahrnehmen, wie die Klänge von der Körpermitte aus in die unteren Körperbereiche schwingen und wie sie sich weiter in Richtung der Füße bewegen, über beide Hüftgelenke, die Oberschenkel, die Kniegelenke, durch die Unterschenkel, und nun kannst du die Klangschwingungen in deinen Füßen spüren. Die Klangschwingungen erreichen deine Fußsohlen, auch jede einzelne Zehe wird von ihnen durchströmt. Dabei werden deine Füße weiter und weiter und so bekommst du mehr und mehr Kontakt zur Erde, die dich trägt und nährt. Und so, wie die Wurzeln eines Baumes mehr und mehr in die Erde hineinwachsen, so fühlst auch du, wie du dich mehr und mehr mit der Erde verwurzelst. Vielleicht so, wie die Wurzeln deines Lieblingsbaums. Stell dir vor, dass aus deinen Fußsohlen Wurzeln in die Erde wachsen. Sie wachsen weiter und weiter und werden kräftiger, verzweigen sich, geben dir Halt, Sicherheit und Stabilität. So wie der Baum seine Energie aus der Erde über seine Wurzeln bekommt, so versorgen dich deine Wurzeln mit Lebensenergie. Lebensenergie, die in Hülle und Fülle in der Erde vorhanden ist; du brauchst sie dir nur zu nehmen.

Du kannst jetzt spüren, wie die Lebensenergie über deine verzweigten und kräftigen Wurzeln aus der Erde in dich hineinströmt. Du spürst, wie die Energie in dir aufsteigt, zuerst über die Fußsohlen und Zehen, dann durch deine Füße, deine Fußgelenke, durch deine Beine, weiter über deine Hüftgelenke und schließlich weiter durch deinen gesamten Körper, der sich mehr und mehr mit der Lebensenergie aus der Erde füllt.

Getragen von den Klängen, fließt dein Lebensstrom zu deinem Herzbereich und Herzen, zum Kehlkopfbereich und von da in den Kopf hinein, durch den Kopf hindurch und kommt aus den Haarspitzen heraus und verbindet sich hier mit dem Himmel. Du kannst jetzt deutlich den Kontakt zum Kosmos wahrnehmen, der anderen Seite der Polarität. Und wenn beide Polaritäten zusammenwirken – Erde und Kosmos –, dann entsteht ein wunderbarer Klangfluss in deinem Körper, pure Lebensenergie!

Wie ein Baum ziehst du Energie aus der Erde und aus dem Kosmos. Energie aus der Erde, die dich stark macht. Und kosmische Energie, die wie bei einem Baum die Blätter wachsen und die Früchte reifen lässt. So eingebettet zwischen der Energie aus der Erde und aus dem Kosmos, bist du in deiner Energie, in deiner Lebensenergie. Lebensenergie, die dich jetzt und überall in deinem Leben unterstützt. Du brauchst sie einfach nur zu nehmen, du brauchst sie einfach nur zu genießen. Sie ist für dich da, wann immer du sie benötigst, und sie ist in unerschöpflicher Menge für dich verfügbar.

So vielfältig und bunt wie die Klänge der Klangschalen, so fühlt sich die Lebensenergie an; bewegt, frei und fröhlich. Genieße ihren Fluss und nimm wahr, wie sie mit jeder Klangwelle in dir zu spüren ist. Genieße die Klänge und das Gefühl der Polarität, der Lebensenergie noch eine Weile in dir. Wenn du so weit bist, komm langsam und ganz in deinem Tempo wieder im Hier und Jetzt an – gestärkt von der Kraft der Polarität und der Lebensenergie in dir.

Audio-Datei zur Klangmeditation:
Der Weltenbaum – verwurzelt in der Erde,
verbunden mit dem Kosmos
Dauer: etwa 15 Minuten

Wie du es dir bestimmt schon angewöhnt hast, nimm dir anschließend einige Minuten Zeit, um die Erfahrung nachwirken zu lassen. Notiere dann deine Erkenntnisse und alles, was du für wichtig hältst, auf der dafür vorgesehenen Seite deines Klang-Tagebuchs.

Klangübungen für dich

Es gibt viele Lehren, die eine universelle Lebensenergie beschreiben. Der bereits erwähnte Wilhelm Reich sprach von der kosmischen Energie, die er auch als »Orgon« bezeichnete. Auch in vielen östlichen Lehren finden wir diese Energie. In der Traditionellen Chinesischen Medizin (TCM) spricht man von »Qi«, in der indischen Lehre des Ayurveda oder Yoga von »Prana« und »Kundalini-Energie«. Eng verbunden damit ist auch die Chakra-Lehre, die von bestimmten Energiezentren im Körper ausgeht. Wenn die Energie zwischen diesen sogenannten Chakren frei fließen kann, sind wir gesund. Ist die Energie gestaut oder blockiert, manifestiert sich das in Krankheiten.

Ich habe mich Anfang der 1980er-Jahre intensiv mit der Idee der kosmischen Energie beschäftigt. Ausgehend von meinem technischen Verständnis als Ingenieur, mit dem ich anfangs diese Sache betrachtete und zu verstehen oder zumindest einzuordnen versuchte, war ich vielen dieser Lehren gegenüber erst einmal skeptisch eingestellt. Doch ich sammelte so viele Erfahrungen – vor allem während meines Forschungsjahrs in Nepal –, dass ich bald nicht mehr länger daran zweifelte. Und deshalb findet sich die Idee der kosmischen Energie auch in der Klangmassage und in den Klangübungen, wie ich sie dir als weitere Möglichkeit zur Gestaltung deiner Klangräume vorstellen möchte.

Ich empfehle dir, die Klangmeditation »Der Weltenbaum – verwurzelt in der Erde, verbunden mit dem Kosmos« in der kommende Woche mehrmals zu wiederholen. Tanke Kraft und genieße die Polarität und den Lebensfluss, den du mit den Klängen wahrnimmst.

Zudem bieten die beiden nachfolgenden Übungen, die ich dir auf den nächsten Seiten vorstelle, schöne Möglichkeiten, um den Energiefluss in dir wahrzunehmen und zu stärken.

KLANGÜBUNG: Klangfluss im Körper wahrnehmen

Besonders intensiv kannst du den Klangfluss in deinem Körper zum Beispiel mit den tiefen Klängen einer Beckenschale, den sanften Tönen einer Herzschale und den hohen Tönen einer Zen-Klangschale erfahren (siehe Bild unten). Sie symbolisieren in ihrem Zusammenspiel wunderbar die Verbindung von Erde und Kosmos.

Wie die vorangegangene Klangmeditation solltest du auch diese Klangübung im Sitzen oder Stehen genießen. Achte wieder auf einen guten Stand deiner Füße und eine aufrechte Wirbelsäule. Gleichzeitig sollte deine Körperhaltung bequem und entspannt sein.

Nutze für die Klangübung möglichst Lautsprecher und keine Kopfhörer. Über die Lautsprechermembran breiten sich die Schwingungen über die Luft aus und erreichen so deinen Körper, sodass du den Klangfluss gut spüren kannst. Ich leite dich dabei an, mit den verschiedenen Klängen deine Aufmerksamkeit auf die jeweiligen Körperbereiche zu lenken.

Diese Übung eignet sich auch sehr gut, um die Chakren, also die Energiezentren in deinem Körper, miteinander zu verbinden und zu harmonisieren. Dadurch werden eventuell vorhandene Blockaden gelöst und dadurch wird der freie Fluss deiner Lebensenergie im Körper gefördert.

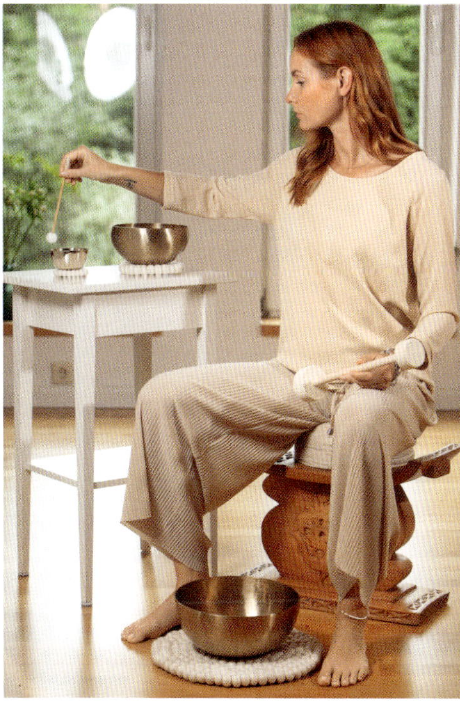

Audio-Datei zur Klangübung:
Klangfluss im Körper wahrnehmen
Dauer: etwa 10 Minuten

Und denk daran, im Anschluss das Erlebte ein paar Minuten wirken zu lassen und dann in deinem Klang-Tagebuch zu notieren, was du während der Übung erlebt hast.

Klangfluss im Körper wahrnehmen – als Übung mit Klangschalen

Solltest du selbst drei Klangschalen mit einem tiefen, einem hellen und einem hohen Klang besitzen, dann kannst du die Übung natürlich auch selbst gestalten.

Hierfür klingst du zunächst die Beckenschale vor den Füßen an – sie symbolisiert deine Verbindung zur Erde. Danach lässt du die sanften Klänge einer Herzschale ertönen, die neben dir auf einem Tisch steht. Und anschließend klingst du eine Zen-Klangschale an, deren hoher Ton im Kopfbereich wahrnehmbar ist und die dich mit dem Himmel verbindet.

Im Zusammenspiel dieser drei Klangschalen kannst du die Verbindung von Erde und Kosmos wahrnehmen und spüren, wie die Klänge deine Lebensenergie stärken.

KLANGÜBUNG MIT KLANGSCHALE:
Klänge auf den Fingerkuppen – Reinigung der Energiekanäle

Wenn du eine Klangschale besitzt, kannst du auch diese Übung gut nutzen, um den freien Fluss der Lebensenergie zu fördern. Ich bevorzuge hierfür die Universalschale.

In der Traditionellen Chinesischen Medizin geht man davon aus, dass sich in den sensiblen Fingerkuppen die Anfangs- und Endpunkte der Meridiane befinden, der feinen Energiekanäle, die unseren Körper durchziehen und mit Lebensenergie versorgen.

Indem wir über diese Körperpunkte den Klangfluss in unseren Körper schicken, begünstigen wir den freien Fluss dieser Energie, denn wir reinigen sozusagen mit den sanften Schwingungen diese Energieleitbahnen.

Übungsanleitung

- Nimm eine möglichst bequeme Stellung im Sitzen ein und positioniere die Klangschale auf deinen Fingerkuppen. Nun klinge die Schale sanft an und nimm die Klänge und ihre Schwingungen wahr. Du lauschst auf die Klänge und gleichzeitig spürst du, wie sie über die Fingerkuppen direkt in deinen Körper strömen.

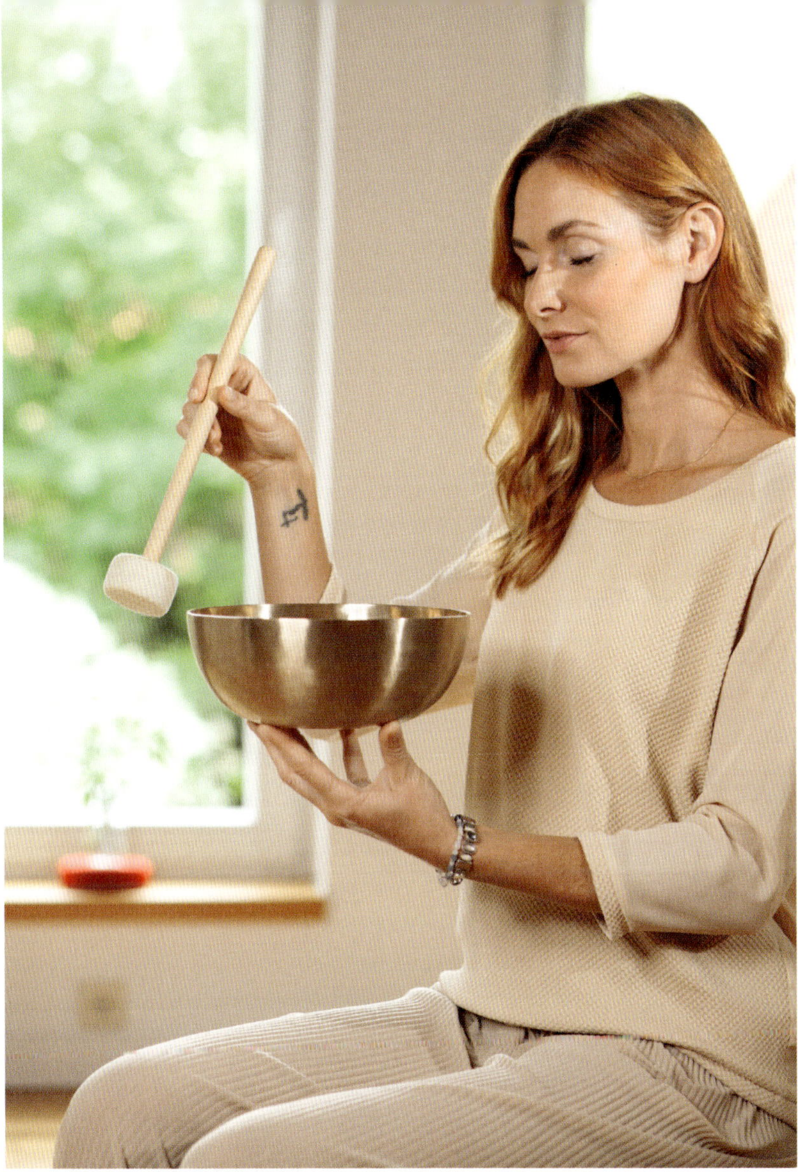

- Lass die Klänge einige Male ertönen und genieße mit geschlossenen Augen das angenehme Gefühl, das sich dabei einstellt. Dabei kannst du dir vorstellen, wie mit jeder Klangwelle deine Energiekanäle gereinigt werden, sodass die Lebensenergie ungehindert und frei durch deinen ganzen Körper fließen kann, dich mit frischer Energie versorgt und du dich frei und energievoll fühlst.

- Dann lass die Klangschale langsam ausklingen, stelle sie zur Seite und spüre noch einige Momente nach, was sich getan hat. Gibt es einen Unterschied zur anderen Hand?
- Nun wiederhole die Übung auf der anderen Seite.
- Auch hier lass die Klangschale wieder ganz ausschwingen, bevor du sie zur Seite stellst und dir noch einige Momente Zeit zum Nachspüren nimmst. Wie geht es deinen Händen – ist etwas anders als vor der Übung?
- Zum Abschluss kannst du die Hände ausschütteln oder aneinander reiben, die Finger bewegen und wieder gut im Hier und Jetzt ankommen.

Am besten machst du wie immer gleich im Anschluss Notizen zu deinen Erfahrungen in deinem Klang-Tagebuch.

Das Prinzip der Polarität auf körperlicher Ebene

Auch auf körperlicher Ebene kommt das Prinzip der Polarität zum Tragen. Um gesund zu sein, brauchen wir ein Gleichgewicht von Entspannung und Anspannung, von Ruhe und Aktivität, von Schlaf und Wachzustand, genauso wie wir ein- und ausatmen müssen.

Bei den meisten von uns ist dieses Gleichgewicht nicht ganz im Lot. Oft sind wir zu sehr in einer Aktivität oder Dauerbelastung gefangen und vergessen, dass wir ein angemessenes Maß an Regeneration und Erholung brauchen, um gesund und leistungsfähig zu bleiben. Stress gilt laut WHO als eine der größten Gesundheitsgefahren unserer Zeit. Das spiegelt sich in den hohen Zahlen stressbedingter Erkrankungen wie zum Beispiel Burn-out oder psychosomatischer Erkrankungen, Herz-Kreislauf-Beschwerden oder Diabetes. Sie alle werden durch Stress begünstigt, manchmal sogar ausgelöst. Die entspannenden Klänge der Klangschalen und die Klangmassage können hier einen wertvollen Gegenpol schaffen und so zur Gesundheitsförderung beitragen.

Exkurs: Klangmassage zur Stressreduktion

Bereits 2007 konnte eine Untersuchung mit mehr als 200 Probanden zeigen, dass regelmäßige Klangmassagen nicht nur Stress mindern, sondern auch den Umgang damit verbessern. Zudem stärken sie das Wohlbefinden in und mit dem eigenen Körper. So war es nicht verwunderlich, dass stressbedingte Beschwerden wie Kopf- und Rückenschmerzen, Verdauungsprobleme, innere Unruhe oder Schlafstörungen bei vielen Probanden wie nebenbei gelindert wurden.

Die entspannenden Klänge wirken sich aber nicht nur positiv auf Stress, sondern auch auf Ängste und Schmerzen aus, wie andere Untersuchungen zeigen konnten. All das macht gezielte Klangangebote zu regelrechten Allroundern, unabhängig davon, ob sie in der Pädagogik, in Beratung oder Therapie, in Pflege oder im Heilwesen genutzt werden. Sie helfen uns zu entspannen, eine positive Sichtweise einzunehmen und uns mit unserer inneren Weisheit zu verbinden, kurz gesagt, sie aktivieren und stärken unsere Selbstheilungskräfte und Potenziale, wobei manchmal wahre Wunder geschehen.

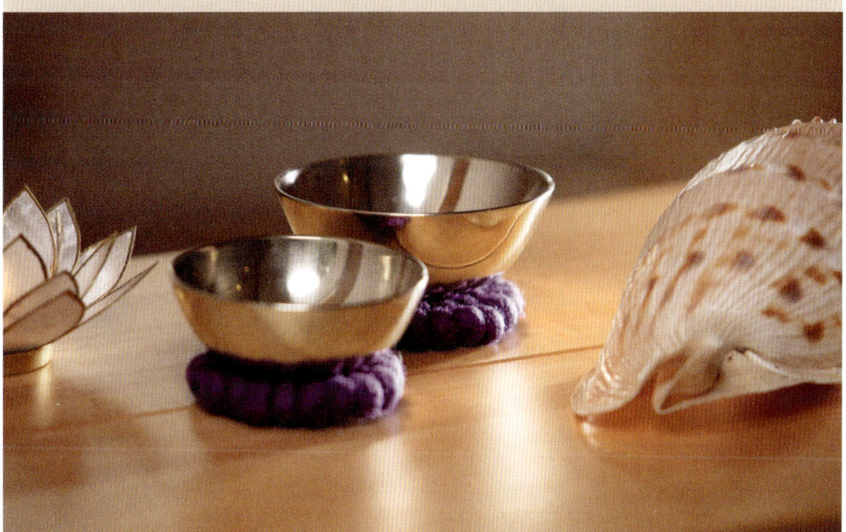

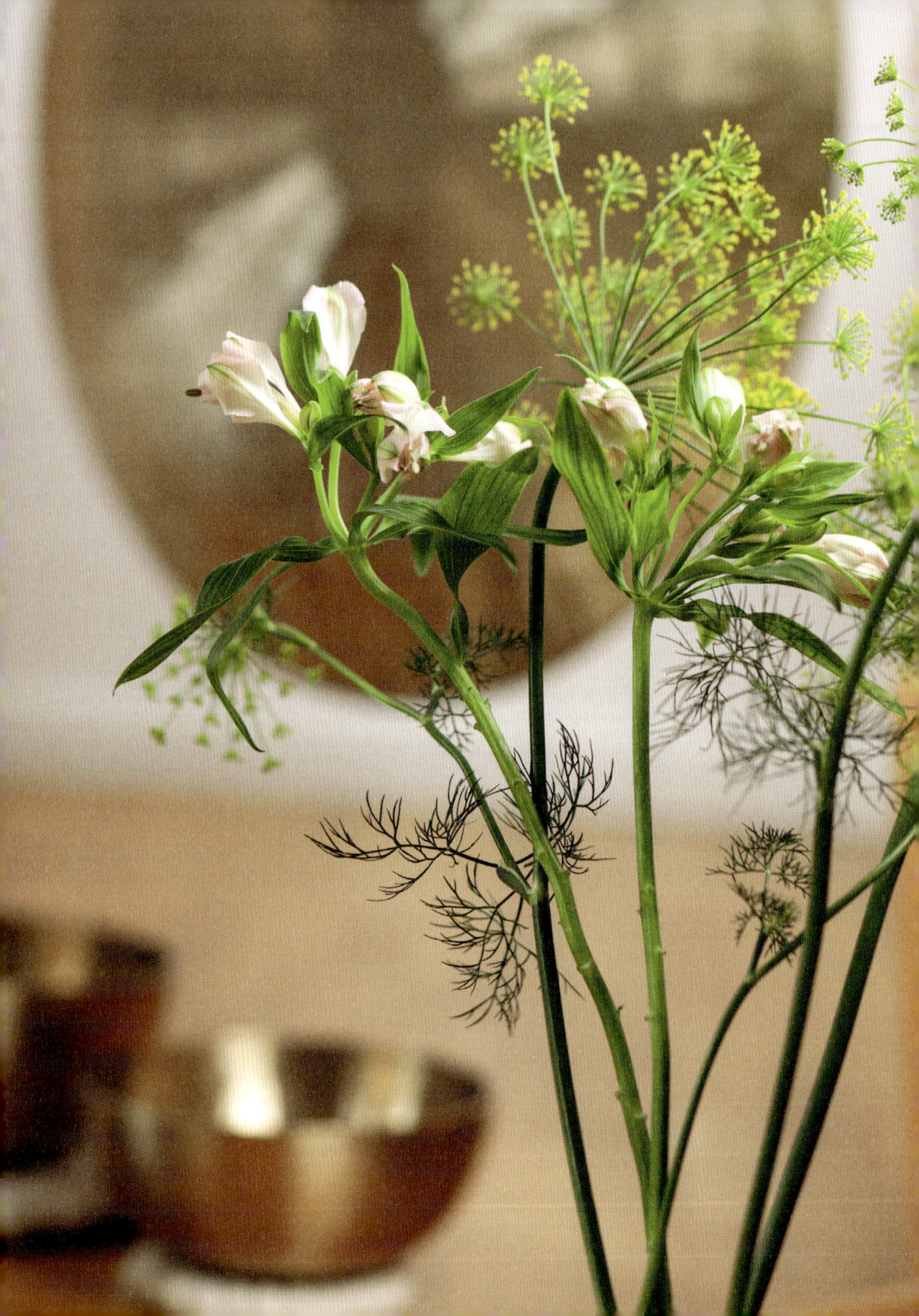

5. ETAPPE: Hindernisse wertschätzen und verabschieden

Nimm dir Zeit zum Innehalten

Ein Großteil unseres gemeinsamen Weges liegt nun schon hinter dir. In dieser Etappe ist es deshalb zunächst Zeit, innezuhalten und das zu würdigen, was du schon erfahren und geschafft hast.

KLANGÜBUNG: Zeit zum Innehalten und Würdigen

Zu Beginn will ich dich deshalb erst einmal zu der Klangmeditation »Zeit zum Innehalten und Würdigen« einladen, in der wir gemeinsam einen Rückblick halten.

Worum es in der Klangmeditation geht

Du lauschst den Klängen und entspannst dich dabei. Du fühlst dich wohl und sicher und spürst eine Weite in dir. Aus dieser Weite heraus wollen wir nun gemeinsam auf die vergangenen Wochen blicken, um das zu würdigen, was du alles schon erlebt und geschafft hast – das ist nämlich eine ganze Menge.

Wir waren im »Garten der Wünsche« und du weißt jetzt, wie du dir mit den Klängen etwas Gutes tun kannst. Du hast die Erfahrung der »Klangwolke« gemacht, von einer höheren Warte aus auf dein Leben geblickt und dabei wertvolle Erkenntnisse gewonnen, vor allem, dass du gut bist so, wie du bist. Durch die tägliche Klangpraxis und die Meditation »Der Nebel lichtet sich – lass die Sonne in dein Herz« bist du dir immer klarer darüber geworden, was dir wirklich wichtig ist, was dein Ziel auf deinem Weg der Klangtransformation ist. Du hast für dich deinen »inneren Ort der Kraft« kennengelernt, wo du jederzeit Ruhe findest und neue Energie tanken kannst. Du hast dich mit dem Prinzip der Polarität beschäftigt und erfahren, wie du von der Erde genährt und mit dem Kosmos verbunden bist. Du hast Übungen erfahren, mit denen du jetzt die Lebensenergie in dir spüren und stärken kannst. Du hast dabei die Gewissheit gewonnen, dass die Klänge ein wertvoller Begleiter im Alltag sind, die dich immer wieder dabei unterstützen, ganz bei dir zu sein und dich mit der universellen Energie zu verbinden, die in Hülle und Fülle vorhanden ist und mit der du dich aufladen kannst. Und so bist du auf deinem Weg – Schritt für Schritt.

Wie geht es dir, wenn du heute innehältst, um auf all das zurückzublicken? Kannst du würdigen, was du schon alles erfahren und erreicht hast? Wie fühlt sich das an?

Genieße die Klänge und tauche ganz ein in das Gefühl der Zufriedenheit und Dankbarkeit für den Weg, den du schon beschritten hast – dafür kannst du dir auf die Schultern klopfen.

Und wenn es für dich stimmig ist, lass deine Gedanken wieder zur Ruhe kommen, genieße noch einige Momente die Stille zwischen den Klängen und komm dann ganz in deinem Tempo ins Hier und Jetzt zurück – erfüllt von dem Wissen, welches Geschenk du dir in den letzten Wochen gemacht hast und weiter machen wirst.

Audio-Datei zur Klangmeditation:
Zeit zum Innehalten und Würdigen
Dauer: etwa 15 Minuten

Nimm dir noch kurz Zeit zum Nachspüren und schreibe dann alles im Klang-Tagebuch auf, was dir während der Meditation in den Sinn gekommen ist und wie es dir jetzt geht.

Typische Rückmeldungen zu den Erfahrungen des bisherigen Weges

Bevor wir in das Thema dieser Etappe einsteigen, möchte ich noch einige typische Erfahrungen aus meinen Seminaren mit dir teilen. Sie verdeutlichen noch einmal, wie die Klänge den Alltag bereichern können.

»Ich merke, wie die Klänge ein Teil meines Alltags werden, dass ich viel öfter im Laufe des Tages zur Klangschale greife, z. B. bei Kopfschmerzen, bei Husten, vor schwierigen Gesprächen. Klang hilft mir so schnell, um in einen entspannten Modus zu kommen, aus dem heraus ich anders mit den Dingen umgehe.«

»Ich beobachte bei mir immer wieder, wenn ich bewusst mit Klang in den Tag gehe – dann hat er eine ganz andere Qualität.«

»Ich tappe immer wieder in die gleiche Falle: Wenn's mir nicht so gut geht, beginne ich etwas, das mir guttut, und wenn es mir dann besser geht, lasse ich es wieder sein. Aber jetzt mit der Klangtransformation fällt es mir viel leichter, dann wieder anzufangen, auch wenn ich mal ein paar Tage nichts gemacht hab. Und dann merke ich, wie gut mir die Klänge tun.«

»Es ist für mich eine tolle Erfahrung, dass ich da anfangen darf, wo es sich gut anfühlt, statt da, wo es schwierig ist. Das ist unglaublich wohltuend.«

»Ich habe gemerkt, wenn es um Ziele geht, denkt man oft: Was muss ich noch erreichen? Was muss ich noch abschließen? Das sind nicht diese inneren Ziele. Da kommt eher: Zufriedenheit ... Da kann man im Klangraum so schön drüber nachdenken, da braucht man die äußeren Ziele nicht dafür.«

»Mir haben die Klänge wirklich viel bedeutet. Die letzten Tage waren schwer, weil mein Hund gestorben ist und das sehr traurig war. In dieser Zeit waren Klänge immer da und ich konnte mich damit gut durch diesen Prozess selbst begleiten, vorbereiten auf den Abschied, begleiten durch die Trauer – das war einfach schön. Morgens immer mit dem Satz verbunden ›Alles ist gut‹, das war sehr kraftvoll und die Emotionen wurden schnell wieder leichter.«

Die Klänge werden zu wertvollen Begleitern im Alltag

Nachdem es zu Beginn wahrscheinlich gar nicht so leicht war, regelmäßig einen Klangraum für dich zu gestalten, ist es inzwischen vielleicht schon zum Bedürfnis geworden, täglich mit den Klängen deinen Wohlfühlraum zu betreten und Kraft zu tanken.

Wie die oben angeführten Beispiele zeigen, können uns die Klänge dabei in vielerlei Weise im Alltag unterstützen. Vielleicht nutzt auch du die Klänge inzwischen bewusst, um:

- einfach mal ganz bei dir zu sein und zu spüren, wie es dir gerade wirklich geht,
- zu entspannen und deine Gedanken zur Ruhe kommen zu lassen,
- dich wohlzufühlen und das Gefühl des Vertrauens und der Sicherheit in dir aufsteigen zu lassen,
- deinen Körper zu spüren und seine Signale wahrzunehmen,
- dich mit den Klängen auf den Tag einzustimmen und Prioritäten zu setzen,
- abends Psychohygiene zu betreiben und damit besser zu schlafen,
- dich auf herausfordernde Situationen im Berufs- oder Privatleben einzustimmen oder diese gelassener zu bewältigen,
- schwierige Emotionen anzunehmen und zu durchleben,
- kreative Lösungen für Probleme zu finden.

Die Liste lässt sich wahrscheinlich beliebig fortsetzen. Schau mal, wie das bei dir ist – was davon trifft zu, was habe ich nicht erwähnt?

Ziele können und dürfen sich verändern

Auf dem Weg kann es auch sein, dass sich dein ursprüngliches Ziel verändert. Manchmal haben Seminarteilnehmende zu Beginn unseres Kurses Ziele, die eher äußerlich orientiert sind. Im Laufe unseres gemeinsamen Weges verändern sich diese, verlieren an Bedeutung. Stattdessen tauchen Wünsche auf, die eher etwas mit dem inneren Erleben, mit Fühlen, mit Lebensqualität zu tun haben. Wie ist das bei dir, ist dein Wunsch, dein wahres Bedürfnis noch dasselbe, wie zu Beginn unseres Weges?

Indem du im Klangraum ganz bei dir bist, dich mit deinen wahren Bedürfnissen verbindest und mit ihnen in Resonanz bist, verändert sich meist ganz automatisch etwas in deiner inneren Haltung und Ausrichtung. Dabei richten wir den Blick auf unsere Ressourcen, sodass sich der Prozess ganz leicht vollziehen kann und darf. Dabei können und dürfen sich deine Ziele verändern, das ist völlig okay. Und die Veränderung, die sich in dir vollzieht, spiegelt sich auch im Außen und wirkt dort weiter. Das bestärkt dich auf deinem Weg. Natürlich gibt es auch immer wieder Rückschläge. Nimm diese einfach an und bewerte dich nicht dafür. Sie gehören einfach zum Weg dazu, aber du lässt dich von ihnen nicht abbringen. Die Klänge helfen dir, weiter dranzubleiben.

Im Vertrauen sein – Gefühle annehmen

Was ich immer wieder erfahre und was mich immer aufs Neue tief berührt, ist die Vertrauen stiftende Wirkung der Klänge. Ich kenne keine andere Methode, die Menschen so selbstverständlich und doch kraftvoll durch Krisen und schwierige Lebenssituationen begleiten kann. Klangräume helfen, auch schwierige Situationen und die damit verbundenen Gefühle zuzulassen, anzunehmen und zu durchleben. Sie helfen, sich nicht von Gefühlen überwältigen zu lassen oder darin stecken zu bleiben, sondern konstruktiv damit umzugehen und sie dann auch wieder loszulassen und im Fluss des Lebens zu bleiben.

Hier knüpfen wir an das Thema dieser Etappe an, nämlich Herausforderungen als Entwicklungschance zu begreifen. Es geht dabei sowohl um die kleinen Herausforderungen des Alltags wie auch um die großen Krisen im Leben. Oft sind es gerade die Hindernisse und Schicksalsschläge, durch die wir Neues lernen und so über uns hinauswachsen. Das habe ich in meinem Leben so oft erlebt und in Nepal wurde es für mich zu einer unumstößlichen Gewissheit: Alles, was mir im Leben widerfährt, kann ich bewältigen und es trägt zu meiner persönlichen Entwicklung, zu meinem Wachstum bei. Daraus entstand in mir ein fundamental wichtiges Gefühl: Dankbarkeit!

ÜBUNG: Wofür bis du dankbar?

Dankbarkeit ist ein unglaublich wichtiges, ja heilsames Gefühl. Das ist inzwischen auch wissenschaftlich belegt. Daher möchte ich dich dazu einladen, dir zu überlegen, wofür du in deinem Leben dankbar bist.

Gestalte dir dafür mit der Audio-Datei »Ein Klangraum für mich!« oder deiner Klangschale einen Klangraum. Entspanne erst einmal, und wenn du dich ganz wohlfühlst, wende dich dieser Frage zu und schau, welche Bilder und Gefühle dazu in dir auftauchen. Wenn du gefunden hast, wofür du dankbar bist, lass das Gefühl der Dankbarkeit sich in dir ausbreiten und genieße es.

Dann lass deine Gedanken wieder zur Ruhe kommen. Lausche noch für einige Momente den Klängen, nimm ein paar tiefe Atemzüge und komm dann langsam wieder ins Hier und Jetzt zurück.

Schreibe nun alles auf, was dir während dieser Übung in den Sinn gekommen ist und wie sich das Gefühl der Dankbarkeit in dir anfühlt.

Ich kann dich nur dazu ermutigen, diese kleine Übung regelmäßig zu praktizieren, denn die Dankbarkeit – und sei es für noch so kleine Dinge im Alltag – kann dein Leben enorm bereichern und zum Positiven verändern.

Herausforderungen als Entwicklungschancen begreifen

In deinem bisherigen Leben und auch auf unserem gemeinsamen Weg läuft nicht immer alles glatt. Es gibt Stolpersteine und Hindernisse. Der Frage, wie du mit diesen konstruktiv umgehen kannst, wollen wir in dieser Etappe nachgehen. Dazu möchte ich dir eine kleine Geschichte erzählen, mit der du dich auf das Thema einstimmen kannst. Es ist ein bekanntes afrikanisches Märchen, das Pet Partschi in dem Buch »Die Steinpalme« (Partisch + Röhling Verlag, 1984) in einer langen Version ganz wunderbar erzählt. Ich habe für dich eine kurze Version der Geschichte verfasst und zusammen mit den Klängen der Klangschalen aufgenommen, sodass du dich davon inspirieren lassen kannst.

KLANG-GESCHICHTE: Die Geschichte von der Palme mit der schweren Last

Es war einmal eine kleine Palme in der Wüste. Es sah so aus, als ob aus ihr ein prächtiger Baum werden würde. Alle, die in der Wüste an ihr vorbeikamen, freuten sich über die Palme. Doch eines Tage kam ein böser Mensch an der kleinen Palme vorbei. Missmutig und finster schaute er auf die Palme, die der Wüste trotzte. Er betrachtete sie einige Zeit lang grimmig, als ob er ihr ihre Schönheit absolut nicht gönnen wollte. Er hatte den Wunsch, der kleinen Palme zu schaden, und setzte deshalb kurzerhand einen großen, schweren Stein auf die Krone der kleinen Palme, um sie am Wachsen zu hindern. Das stimmte ihn zufrieden und so ging er seines Weges, in dem Glauben, dass die Palme nicht weiter wachsen würde.

Der Stein beschwerte die kleine Palme und sie lief Gefahr, ihren Halt zu verlieren. Daher grub sie ihre Wurzeln tiefer in die Erde, um der Last standhalten zu können. Auf diese Weise erreichten ihre Wurzeln eine Wasserader, sodass sie zu einer überaus kräftigen, wunderschönen Palme heranwachsen konnte. Viele Jahre später kam jener Mann bei einer Wanderung wieder an der gleichen Stelle vorbei. Er erinnerte sich an die

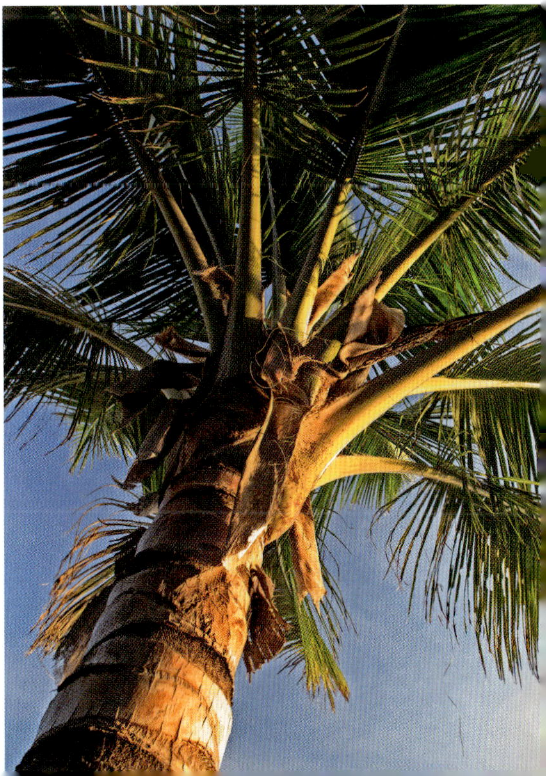

Palme und wollte nachsehen, wie verkümmert sie jetzt aussehen würde. Doch erstaunt musste er feststellen, dass aus ihr eine starke, himmelhoch ragende Palme geworden war – eine prachtvolle Palme. Und ganz oben auf ihrer Krone lag der große Stein, der jetzt ganz klein aussah. Er wirkte wie eine Krone und erinnerte die Palme daran: Stein, du hast mir geholfen, so groß und stark zu werden.

Audio-Datei zur Geschichte:
Die Palme mit der schweren Last
Dauer: etwa 5 Minuten

Diese Geschichte finde ich sehr schön. Sie verdeutlicht, dass uns Herausforderungen helfen können, zu wachsen, stark und resilient zu werden. Deshalb ist es so wichtig zu lernen, Herausforderungen anzunehmen und konstruktiv mit ihnen umzugehen. Der Dalai Lama bringt das sehr schön auf den Punkt: **»Schwierige Zeiten in unserem Leben sind oft die beste Gelegenheit, innere Stärke zu entwickeln.«**

Das Prinzip vom Sterben und Werden

Wie schon beschrieben, war es für mich eine unglaubliche Erleichterung, als ich in Nepal begriffen hatte, dass es gerade die Herausforderungen sind, die mich im Leben weiterbringen. Wenn wir lernen, Hindernisse aus einer anderen Perspektive zu betrachten, können wir sie besser annehmen und würdigen, im Sinne von »Danke, dass du mich aus der Komfortzone geholt hast, damit ich gut vorankomme.«

Erinnerst du dich an den Friedhof in der Klangmeditation »Der Garten der Wünsche«? In dieser Etappe geht es darum, unsere inneren Dämonen dankbar zu verabschieden. Bei diesen inneren Dämonen kann es sich zum Beispiel um Wut, Angst, Zweifel, Unsicherheit, Ohnmacht, Resignation, Ärger, Missgunst, Neid, Gier, übersteigerten Egoismus und ähnliche Gefühle handeln. Wahrscheinlich bist du einigen von ihnen bereits auf unserem Weg begegnet. Sie können ein Motor für Veränderung und Wachstum sein und als solche hast du sie vielleicht auch schätzen gelernt.

Im Klangraum erkennen wir vielleicht auch, dass diese Gefühle gar nicht aktuell sind, sondern aus einer längst vergangenen Zeit stammen – ausgelöst durch Situationen, die lange zurückliegen. Doch sie haben uns geprägt, haben Glaubenssätze in uns entstehen lassen, die unser Leben heute noch beeinflussen. Manche davon sind dienlich, andere hindern uns daran, unser Leben frei und glücklich zu gestalten. Dann ist es an der Zeit, sie achtsam und würdevoll zu verabschieden, um so wieder Raum für Neues zu schaffen. So ist das Thema dieser Etappe auch eng verknüpft mit dem Prinzip vom Sterben und Werden, man könnte auch sagen von Abschied und Neubeginn oder von Chaos und Neuordnung.

KLANGMEDITATION: Hindernisse als Chancen im Leben erkennen

Ich möchte dich nun zu einer Klangmeditation einladen, um noch einmal auf dein bisheriges Leben zu schauen und darauf, welchen Herausforderungen und Hindernissen du bisher begegnet bist, wie du damit umgegangen bist und wie sie dich geprägt haben. Dadurch ergibt sich die Möglichkeit, deine inneren Dämonen zu verabschieden und Raum für Neues in dir zu schaffen.

Worum es in der Klangmeditation geht

Genieße erst einmal die Klänge und das wohlige Gefühl, das sie in dir auslösen. Beginne mit dem Rückblick auf dein Leben erst dann, wenn du dich ganz entspannt hast und dich wohlfühlst, wenn du ein Gefühl der Sicherheit und des Vertrauens in dir wahrnimmst.

Dann lass die Gedanken kommen und betrachte dein Leben mit all den Herausforderungen und Hindernissen, denen du begegnet bist, wie von einer höheren Warte aus. Frage dich: Welche Herausforderungen, welche Hindernisse gab es in meinem Leben? Wie bin ich damit umgegangen? Welche Glaubenssätze haben sich dadurch in mir gebildet? Welche davon sind dienlich und welche möchte ich dankbar und achtsam verabschieden, sozusagen zu Grabe tragen, so wie auf dem Friedhof im »Garten der Wünsche«? Dafür biete ich dir einen längeren Klangraum, in dem du diesen Fragen nachgehen kannst.

Wenn du so weit bist, lass deine Gedanken wieder zur Ruhe kommen, genieße noch für einige Zeit die Klänge und das Gefühl, ganz bei dir zu sein und dir jetzt, mit dieser Meditation, etwas Gutes zu tun. Erst dann komm langsam wieder ins Hier und Jetzt zurück.

Audio-Datei zur Klangmeditation:
Hindernisse als Chancen im Leben erkennen
Dauer: etwa 15 Minuten

Nimm dir danach noch etwas Zeit, um der Meditation nachzuspüren. Anschließend notiere alles, was dir gerade in den Sinn kommt und was sich in dir gezeigt hat in deinem Klang-Tagebuch auf der dort vorbereiteten Seite. Nimm dir dafür Zeit, denn durch diesen Prozess räumst du in dir auf, schaffst Weite und Platz für Neues.

Hindernisse zu inneren Helfern verwandeln

Mit Glaubenssätzen haben wir uns schon zu Beginn unseres Weges beschäftigt (siehe Seite 77). Dabei ist deutlich geworden, wie sehr sie in Form der ständigen Gedankenflut und durch unsere innere Haltung unsere Wirklichkeit beeinflussen. Du hast gelernt, mit den Klängen deine Gedanken bewusst zur Ruhe zu bringen und dir damit ein Stück mehr Selbstbestimmung zurückerobert, sodass du dein Leben aktiv und deinen wahren Wünschen und Bedürfnissen entsprechend gestalten kannst. Dabei nutzt du die Macht der Worte, indem du für dich Affirmationen formulierst, wie wir es auf der 3. Etappe (siehe Seite 102) gelernt haben. Die Verbindung mit den Klängen wirkt dabei wie eine Art Beschleuniger für die so formulierten Ziele. Denn die Klänge helfen uns, bei uns zu sein, uns zu fokussieren, mit unseren Wünschen in Resonanz zu treten, aktiv zu werden, sodass sie auch im Außen weiterschwingen können und so mehr und mehr zur Wirklichkeit werden.

Mit diesem Wissen kannst du Hindernisse, die du vielleicht bis jetzt eher als innere Dämonen erlebt hast, neu betrachten. Du kannst sie zu inneren Helfern verwandeln. Konkret kann das folgendermaßen aussehen.

Einen konstruktiven Umgang mit Herausforderungen kultivieren

Stell dir vor, dir widerfährt etwas, das richtig schwierig und herausfordernd für dich ist. Du fühlst dich ohnmächtig. Versuche zunächst, es anzunehmen und bei dir anzukommen – das gelingt dir im Klangraum ganz leicht und ohne Drama. Die wohltuenden Klänge helfen dir, aus der Starre, die diese Situation vielleicht bei dir ausgelöst hat, wieder in Bewegung zu kommen. In eine ruhige Bewegung, in der auch mehr und mehr Sicherheit zurückkommt. Du spürst: Ich bin noch da, alles ist gut. Daraus entsteht ein Gefühl von Weite und die Überzeugung, dass du diese Krise bewältigen wirst. Das braucht natürlich Zeit. Aber in dieser Weite bist du offen für Möglichkeiten und gehst das Naheliegende an, das, was jetzt gut und leicht geht. Das ist der Beginn eines Prozesses, innerhalb dessen du dir immer sicherer wirst, dass du das schaffst. So gehst du gestärkt das Thema weiter an. Es kann sich um ein gesundheitliches Problem handeln, eine berufliche oder private Herausforderung.

Das Prinzip ist immer dasselbe: Im ersten Schritt geht es darum zu akzeptieren, was ist. Dazu gilt es, deine Gefühle erst einmal wahrzunehmen, anzunehmen und auch wieder loszulassen. Es gibt verschiedene, kraftvolle Rituale, die dieses Loslassen erleichtern. Damit verändert sich das Gefühl der Ohnmacht, du kommst wieder in Bewegung und nach und nach stellt sich wieder Weite in dir ein.

So kannst du konstruktiv mit deinen inneren Dämonen umgehen, sie verabschieden bzw. transformieren. Damit entsteht wieder Raum in dir für Neues.

Bei diesem Prozess und im Leben überhaupt, bedarf es eines gesunden Egoismus. Ich erlebe es so oft in Seminaren, dass sich Menschen mehr um andere kümmern als um sich selbst und dabei irgendwann ausbrennen. Deshalb ist es so wichtig, dass du gut auf dich achtest und in deinem Leben an erster Stelle stehst. Nur wenn es dir gut geht, kannst du auch andere unterstützen, ihnen helfen. Aber hüte dich vor übersteigertem Egoismus, also einem Verhalten, bei dem du deine Bedürfnisse und Wünsche über die anderer stellst, sie rücksichtslos verfolgst, egal ob du jemanden damit schadest, andere verletzt oder anderweitig negativ beeinflusst.

Meine persönliche Devise ist hier: Geh deinen Weg, aber achte darauf, dabei niemandem zu schaden.

Manchmal braucht es mehrere Anläufe oder Unterstützung

Eines ist mir noch wichtig: Natürlich haben negative Verhaltensmuster oft eine erstaunliche Kraft und es braucht manchmal mehrere Anläufe, bis wir sie dauerhaft verändern. Das ist ganz normal und darf sein. Wenn das bei dir so ist, nimm dir Zeit und verurteile dich nicht dafür, wenn es nicht gleich klappt. Oft sind wir mit uns selbst strenger als mit anderen. Vielleicht hilft es dir, mit dir selbst so zu sprechen, wie du mit deiner besten Freundin oder deinem besten Freund reden würdest. Der oben beschriebene Prozess vollzieht sich häufig in einer Art Spirale. Es ist wie das Häuten einer Zwiebel. Manchmal brauchen wir einfach mehrere Anläufe, bis wir zum Kern vorstoßen. Bleibe zuversichtlich, denn jedes Mal kommst du ein Stück weiter. Manchmal übersehen wir das, weshalb das Klang-Tagebuch eine so tolle Hilfe ist, um auch kleine und doch so wertvolle Veränderungen sichtbar zu machen. Dies schafft Zuversicht und motiviert, dranzubleiben.

Manchmal merken wir auf unserem Weg, dass etwas zu groß für uns ist, dass wir bei einem bestimmten Thema einfach nicht weiterkommen. Diese Erkenntnis kann dich anleiten, Unterstützung von außen zu suchen, z. B. durch einen Coach oder Therapeuten. So kannst du deinen Weg wieder ein Stück weiter gehen.

Nutze die Kraft von Ritualen

Nun möchte ich dir gerne einige Rituale und Möglichkeiten vorstellen, mit denen du überholte Glaubenssätze und innere Dämonen verabschieden und transformieren kannst. Sie stammen aus meinem Seminar »Wirkungsvolle Affirmationen und Visionen gestalten und begleiten« und sind durch meine vielen Reisen inspiriert. Schau einfach, was dich anspricht, probiere die Klangrituale aus und lass sie wirken – ganz spielerisch und locker. Vielleicht entwickelst du auch ein ganz eigenes Ritual für dich.

ÜBUNG: Brabbel dich frei

In den buddhistischen Klöstern in Nepal und Tibet gibt es Musik-Pujas, die unter anderem dazu genutzt werden, um frei von Gedanken und Anhaftungen zu werden. Klänge und das Rezitieren von Mantras bzw. Gebeten sind dabei allgegenwärtig. Dieses »Brabbeln« mache ich sehr gerne mit meinen Gruppen. Dabei intonieren wir Silben, die einfach aus uns herauskommen und keinen festgelegten Sinn ergeben. So können wir wunderbar Emotionen zum Ausdruck bringen, aber ohne verletzende Worte. Am Ende der Übung wird immer gelacht, was ungemein befreiend ist. Dann frage ich, ob die Teilnehmenden während des Brabbelns an was Bestimmtes gedacht haben, was die meisten verneinen. Genau das ist der Punkt: Wir werden frei im Kopf, denken nicht länger nach. Beim Brabbeln kommen wir in einen leichten Trancezustand, in dem der Alltag in den Hintergrund tritt. Dabei können wir loslassen und sich alles neu ordnen lassen. Probiere das z. B. in einer Stresssituationen einfach mal aus. Du kannst das laute Sprechen in einer Fantasiesprache aber auch nutzen, um dich von Frust zu befreien. Das kann ungemein befreiend sein.

Probiere mit dieser Audio-Datei das Brabbeln mit mir aus.

Audio-Datei zur Übung:
Brabbel dich frei
Dauer: etwa 5 Minuten

Klang-Feuer-Ritual – Altes verabschieden

Dieses Ritual ist von einem newarischen Ritual anlässlich des Gathemangal-Festes inspiriert, bei dem böse Geister vertrieben werden, sodass Frieden und Wohlstand einkehren können. Es kann auf ähnliche Weise sehr wirkungsvoll zur Verabschiedung von Glaubenssätzen und inneren Dämonen genutzt werden.

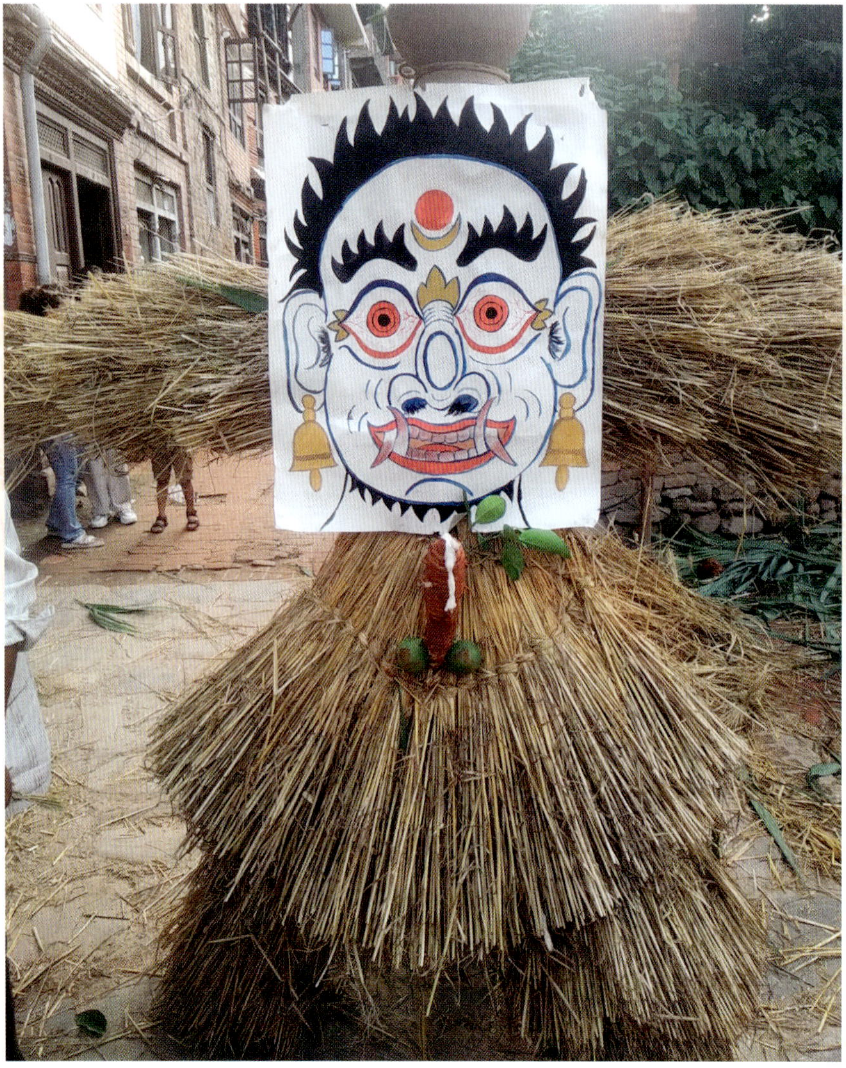

Beim Gathemangal-Fest wird Dämonen, Schlangen, übernatürlichen Wesen und den Elementen, wie Wind, Wasser und Feuer, geopfert. Die Dämonen werden symbolisch als Strohpuppe, wie sie auf der linken Seite auf dem Foto zu sehen ist, an den Kreuzungen der Stadt aufgestellt. An die Puppen heften die Menschen Zettel, auf denen steht, was sie verabschieden wollen.

Während des Festes spielen den ganzen Tag über traditionelle Musiker und sorgen für eine ganz besondere Atmosphäre. Bei einem feierlichen Akt werden dann alle Strohpuppen unter dem Jubel der Menschen und ekstatischer Musik angezündet. So lösen sich die Dämonen und all das Negative, das die Menschen loswerden wollen, in Rauch auf, werden dem Feuer zur Transformation übergeben. Danach ist wieder Raum für Frieden, Wohlstand und Entwicklung, welche jetzt in das Leben einkehren können.

ÜBUNG: Klangritual zur Verabschiedung innerer Dämonen

Nachdem du die Klangmeditation »Hindernisse als Chancen im Leben erkennen« (siehe Seite 139) angehört hast, schreibe die inneren Dämonen oder Glaubenssätze, die du verabschieden willst, einzeln auf einen Zettel.

Lege anschließend den Zettel in eine beliebige Schale, das kann natürlich auch eine Klangschale sein.

Nun verabschiede den Glaubenssatz dankbar und würdevoll. Dazu kannst du auch laut einen Satz sprechen wie: »Ich danke dir, dass du mich in meinem Wachstum unterstützt hast. Ich übergebe dich nun den Klängen zur Transformation.« Spiele eine Weile Klänge für dich, falls möglich mit der Klangschale, in welcher der Zettel liegt. Dann nimm den Zettel mit dem Glaubenssatz, den du verabschieden möchtest, heraus und verbrenne ihn.

Die Asche kannst du der Natur übergeben, zum Beispiel indem du sie unter einem Baum vergräbst oder in den Wind streust.

Mach dir dabei bewusst, dass du dich damit befreit und einen wichtigen Schritt in eine neue Richtung getan hast.

Anschließend feiere die Verabschiedung und den Raum, der jetzt für Neues entstanden ist.

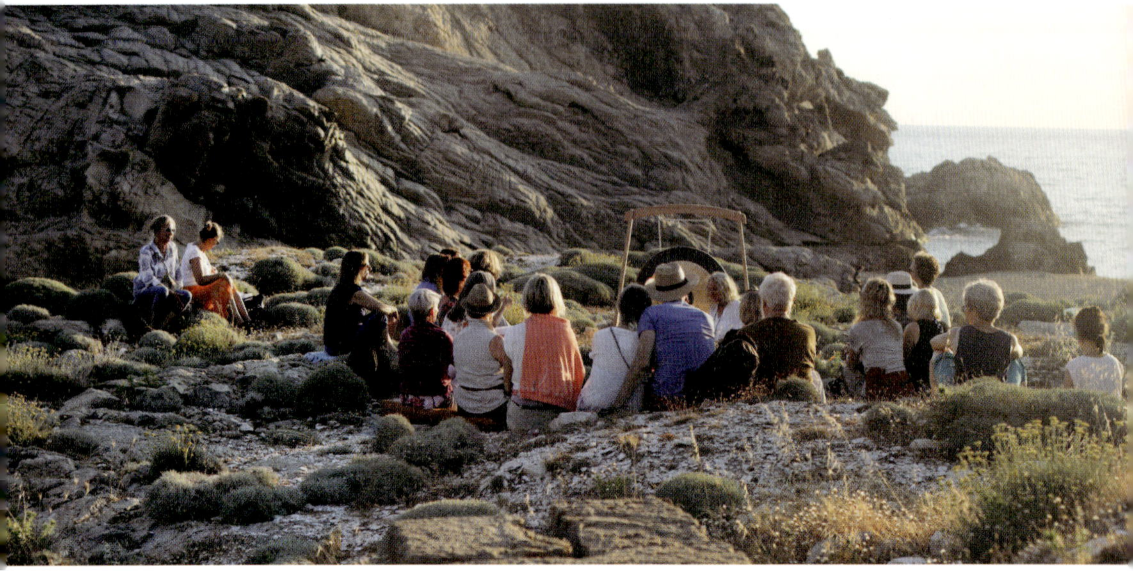

Klangseminar auf Ikaria am Meer.

ÜBUNG: Klang-Wunsch-Schiffchen – Wünsche auf den Weg bringen

Jetzt, wo Raum für Neues in dir entstanden ist, kannst du mit einem Klangritual deine Wünsche wunderbar auf den Weg bringen. Wie schon gesagt, kann dies besonders gut mit Affirmationen umgesetzt werden.

Das folgende Ritual ist aus der Beobachtung einer Zeremonie in Varanasi am Ganges entstanden. Wenn man Wünsche hat, begibt man sich dort am besten in einem Boot auf den Fluss. Man baut ein kleines Schiffchen aus Palmblättern, das symbolisch für einen Wunsch auf den Weg geschickt wird. In das Schiffchen kommt ein kleines Tongefäß mit einer brennenden Kerze. Dieses leuchtende Schiffchen wird in der Abenddämmerung auf den Ganges gesetzt und schwimmt davon. Im Gebet verweilend, beobachten die Bittsteller, wie die Lichter sich auf dem Fluss weiterbewegen, bis sie nicht mehr zu sehen sind. Damit sind die Wünsche auf den Weg gebracht.

Bei unseren Seminaren auf der griechischen Insel Ikaria haben wir ein ganz ähnliches Klangritual. Dazu schreiben die Teilnehmenden ihre Wünsche auf einen kleinen Zettel. Diesen falten wir zu einem kleinen Schiffchen und übergeben dieses bei einer feierlichen Klangzeremonie dem Meer zur Transformation, sodass sich die Wünsche in der Wirklichkeit manifestieren können.

Du kannst solch ein Wunsch-Schiffchen auch für dich alleine auf den Weg bringen – vielleicht in einem nahe gelegenen Fluss oder anderem Gewässer. Spiele dazu deine Klangschale oder die Audio-Aufnahme »Ein Klangraum für mich!« und stell dir vor, wie mit dem Schiffchen auch dein Wunsch in die Welt hinausgeht, um Wirklichkeit zu werden.

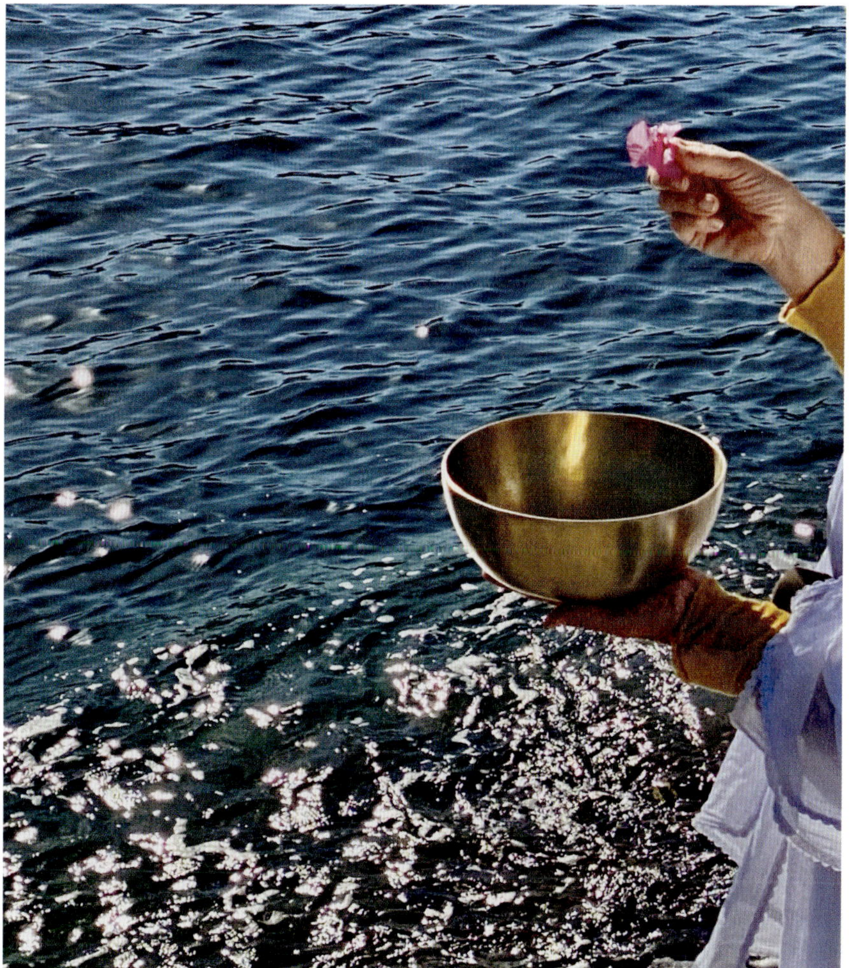

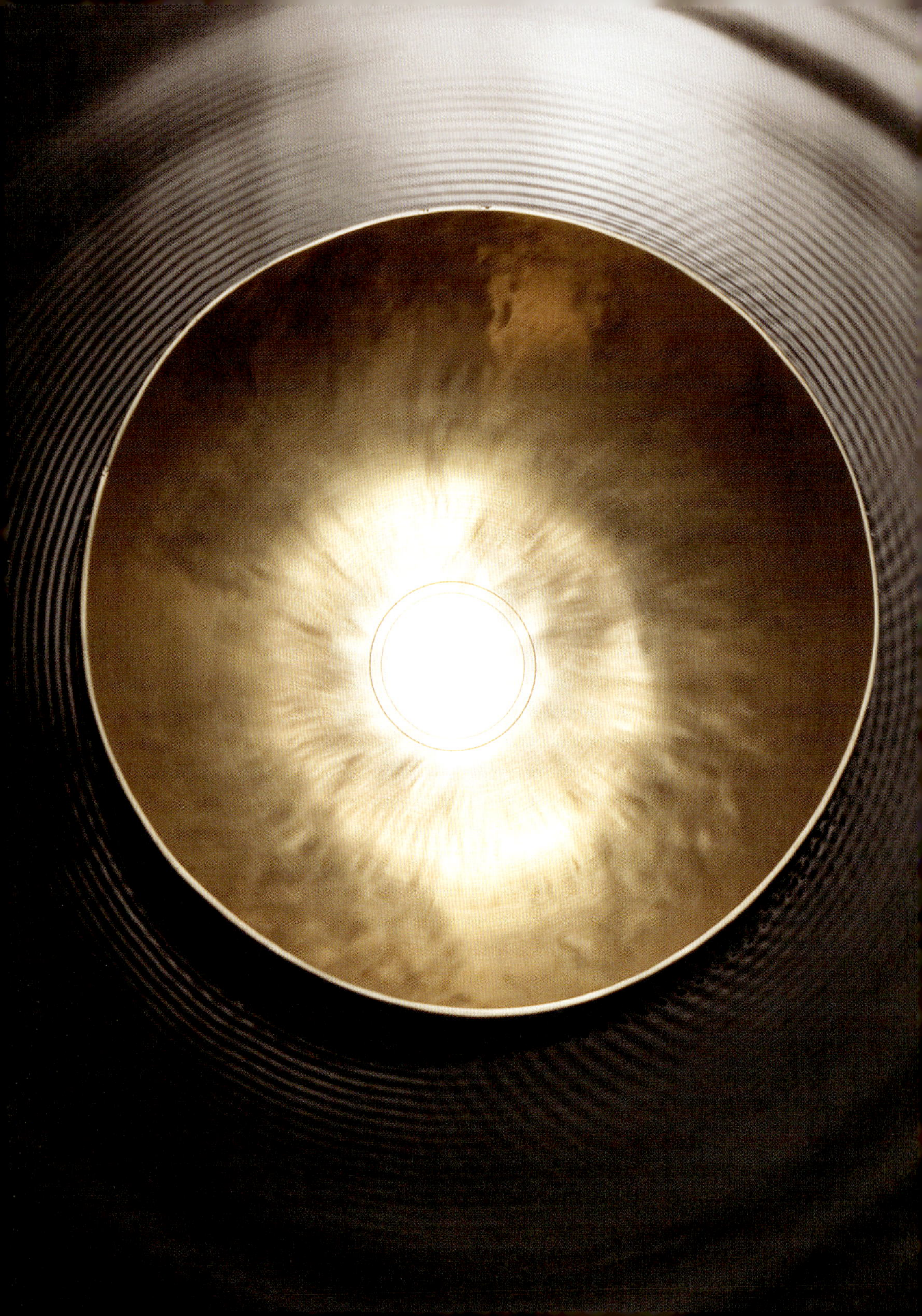

6. ETAPPE: Das Prinzip der Resonanz – wie innen so außen

In Resonanz mit deinen Wünschen

In dieser vorletzten Etappe geht es darum, deine Wünsche und Bedürfnisse zu verinnerlichen, damit du sie auch nach außen trägst und dich damit öffnest, um unterstützt zu werden.

Ich möchte dir deshalb zu Beginn eine Klangmeditation anbieten, die dir zusätzlich hilft, die eigenen Wünsche und Bedürfnisse zu erkennen und mit ihnen in Resonanz zu gehen.

KLANGMEDITATION: In Resonanz mit deinen Wünschen

Wenn es in dir gerade einen Wunsch nach Veränderung gibt, dann ist jetzt die Zeit, ihn Schritt für Schritt anzugehen. Geh in Resonanz mit ihm, spüre hinein, visualisiere die Wunscherfüllung möglichst mit allen Sinnen. So entsteht ein inneres Bild, ein Gefühl in dir und du richtest deinen inneren Kompass auf ein bestimmtes Ziel hin aus. So kann das, was du in dir trägst, auch im Außen zur Wirkung kommen. Deine Wahrnehmung wird dadurch verändert und du öffnest dich für die Dinge und Menschen, die dich bei der Wunscherfüllung unterstützen können. Das merkt dann auch dein Umfeld.

Worum es in der Klangmeditation geht

Die Klänge sind dir inzwischen vertraut – wie altbekannte Freunde. Du weißt, indem du ihnen lauschst, bist du mit dem Klang der Klangschale verbunden und du kannst spüren, wie dich die Klänge berühren. Über deine Haut, deine Membran, erreichen die Klangschwingungen deinen Körper und lassen ihn mehr und mehr sanft mitschwingen. Du spürst, dass dich dein Atem mit dem Klang selbstverständlich begleitet – ohne darüber nachzudenken. Es geschieht einfach, ohne dass du etwas tun musst. Mit deinem ruhigen und tiefen Atem genießt du den Klangfluss in deinem Körper und gehst auf Entdeckungsreise.

Es ist eine Entdeckungsreise, bei der du noch einmal deinen besonderen Wohlfühlbereich in deinem Körper ausmachst. Ist es derselbe wie beim letzten Mal oder ein anderer? In welchem Bereich nimmst du heute die Klangschwingungen als besonders angenehm wahr? Ist das dein Bauchbereich, dein Unterleib, dein Herzbereich oder auch ein ganz anderer Bereich in deinem Körper? Und so kommst du mit den Klängen in deinem ganz persönlichen, inneren Kraftort an.

Spüre und genieße die Klänge in diesem besonderen Bereich in dir. Hier kann sich alles entwickeln, was du möchtest, was du dir wünschst. Hier kannst du noch einmal in Leichtigkeit und Freude deine nächsten Wünsche und Vorhaben betrachten.

Du kannst deutlich erkennen, welcher Wunsch jetzt, in allernächster Zeit, in Erfüllung gehen will. Und du kannst all die vielen Möglichkeiten sehen, die dir bei der Realisierung dieses Wunsches helfen. Du siehst, was du selbst auf den Weg bringen kannst und was oder wer dich sonst noch dabei unterstützen kann. Die Ideen tauchen jetzt, und auch in den Klangräumen der nächsten Woche, wie von selbst in dir auf. Lass sie einfach kommen, lade sie ein – so kannst du deinen ganz eigenen Weg der Wunscherfüllung mehr und mehr erkennen.

Du spürst deinen inneren Kraftort, du bist dir deines nächsten Wunsches gewiss, er schwingt in dir, er gehört zu dir und du bist dir ganz sicher über den

Weg, wie du ihn erreichen wirst, auch wenn er vielleicht noch weiter gestaltet werden muss. Du hast den Wunsch in dir verinnerlicht und bist mit ihm in Resonanz. Und so durchströmen Wohlgefühl, Ruhe, Friede und deine Lebensenergie von deinem inneren Kraftort aus deinen gesamten Körper. Du kannst jetzt in gelassener, friedvoller Stimmung dem Klangfluss durch deinen Körper folgen und spürst, wie in dir mehr und mehr Weite entsteht. Weite, in der dein Wunsch, deine Ideen, mitschwingen. So erreichen die Klangwellen schließlich deine Haut und lassen diese sanft mitschwingen. Klangwellen, die mit deinen Wünschen und Vorstellungen von deinem Weg erfüllt werden. Du nimmst wahr, wie die Klangschwingungen über die Haut, über deine Membran, nach außen in die Welt strömen. Deine innere Resonanz kommt im Außen an. Und dir wird klar, dass all das, was in deinem Inneren geschieht und schwingt, genauso im Außen schwingt und dort weiterwirkt. Dein Wunsch, deine Ideen zu seiner Erfüllung gehen im Außen in Resonanz. Und hier entwickelt sich dein Wunsch, deine Wunscherfüllung, erfährt Aufmerksamkeit und Unterstützung. Das ist ein ganz wichtiges Wirkungsprinzip, um dein Ziel zu erreichen: Klarheit im Inneren erlangen, in Resonanz mit deinem Wunsch kommen, mitschwingen und diese Resonanz nach außen bringen.

Genieße dieses wundervolle Wirkungsprinzip und stell dir immer wieder dabei vor, wie dein Wunsch durch dein Tun und durch die Unterstützung, die du dabei erfährst, mehr und mehr in Erfüllung geht.

Verweile noch einige Augenblicke in diesem wunderbaren Gefühl, spüre ihm noch etwas nach, und wenn du so weit bist, komm langsam wieder im Hier und Jetzt an – in der Gewissheit, dass dein Wunsch Wirklichkeit werden wird.

Audio-Datei zur Klangmeditation:
In Resonanz mit deinen Wünschen
Dauer: etwa 20 Minuten

Anschließend notiere wieder alles, was du in der Meditation erlebt und erkannt hast. Nutze dafür die vorbereitete Seite im Klang-Tagebuch.

Typische Erfahrungen auf dieser Wegetappe

Diese Meditation wird oft als besonders schön erlebt, wie die erste der nachfolgenden Rückmeldungen meiner Seminarteilnehmenden zeigt. Die weiteren Aussagen habe ich gewählt, da sie so eindrücklich beschreiben, was auf dem Weg der Klangtransformation geschehen kann.

»Ich finde es so schön, diese Freiheit in mir aufzunehmen und zu schauen: Was entwickelt sich in mir. Im Klangraum ist das viel freier, als wenn man Ziele verfolgt. Dieses einfache Hineinspüren finde ich so wohltuend.«

»Wenn's zwickt und eng wird und ich in so einen ›Denkwirbel‹ gerate, war die Klangschale sehr hilfreich, um das zu unterbrechen. Indem ich mich im Klangraum auf das Ausklingen konzentriere, kann ich auch Gedanken auslaufen lassen und den Dingen ihren Lauf lassen. Dabei hat sich oft etwas wie von selbst aufgelöst, so wie ich es mir selbst nie hätte vorstellen können.«

»Es hat mich sehr fasziniert, als ich mir die Klangschale aufs Nachtkästchen gestellt und zum Einschlafen angeklungen habe. Meine Frau braucht meist sehr lange zum Einschlafen und ich habe gemerkt, dass sie oft schon beim dritten Anschlag eingeschlafen ist.«

»Ich habe die Klangschale für mich als ›Heilinstrument‹ erfahren. Ich habe mich dadurch entschieden, mehr auf die Weisheit meines Körpers zu vertrauen – das ist im Alltag oft schwer. Die Klangschale hilft mir, hier im Vertrauen zu bleiben.«

»Ich dachte erst, dass ich meinen Beruf wechseln muss, aber im Laufe der letzten Wochen habe ich meine Einstellung zur Arbeit verändert und dadurch ist vieles auf einmal leichter geworden. Das war ein echtes Schlüsselerlebnis für mich.«

Im Klangraum immer wieder Erkenntnisse gewinnen

Die Erkenntnis »Ich möchte mein eigenes Leben leben« ist ungemein wichtig. Nur allzu oft führen wir ein Leben, das andere von uns erwarten, das von außen bestimmt wird. Dir dessen bewusst zu werden, ist sehr wertvoll. Im Klangraum nehmen wir eine Perspektive ein, die es uns ermöglicht, das zu durchschauen. Das Schöne dabei ist, dass wir wie von einer neutralen Warte aus Erkenntnisse gewinnen, ohne in unseren Verstrickungen und Emotionen stecken zu bleiben. Ich höre immer wieder, dass die Erkenntnisprozesse im Klangraum völlig undramatisch ablaufen, ganz anders, als wenn man Probleme durch Nachdenken oder Reden lösen will. Der Klang macht uns frei und in dieser Freiheit kann sich auch unsere Kreativität entfalten, wodurch wir manchmal auf erstaunliche Lösungen für Probleme und Herausforderungen kommen – Lösungen, auf die man durch Grübeln nicht stoßen würde.

Durch Klang in Verbindung mit der Weisheit deines Körpers

Das Tolle an den Klangräumen ist, dass wir immer Körper, Geist und Seele als Einheit ansprechen. Denn es ist ungemein wertvoll, den Körper mit seiner inneren Weisheit wertzuschätzen. Ihn bewusst wahrzunehmen, zu spüren, wie es dir auch auf körperlicher Ebene gerade geht, wie sich dein Körper anfühlt, ist ganz wichtig. Denn er gibt uns wertvolle Signale, die uns helfen, unseren Weg zu finden, und die extrem wichtig für unsere Gesundheit sind. Wenn wir jedoch unseren Körper schlecht behandeln und nicht auf ihn achten, kann das die Entstehung von Krankheiten begünstigen. Nehmen wir ihn jedoch ernst und reagieren adäquat auf seine Signale, stärkt das unsere Gesundheit auf allen Ebenen. So können wir auch Stress viel besser begegnen, der ja viel mit unseren Gedanken zu tun hat, auch wenn er sich auf den Körper auswirkt. Wie es in einer der Rückmeldungen so schön steht, helfen die Klänge den »Denkwirbel« in unserem Kopf zu stoppen. Und diese Ruhe, die dann in uns entsteht, begünstigt Regenerationsprozesse auf der

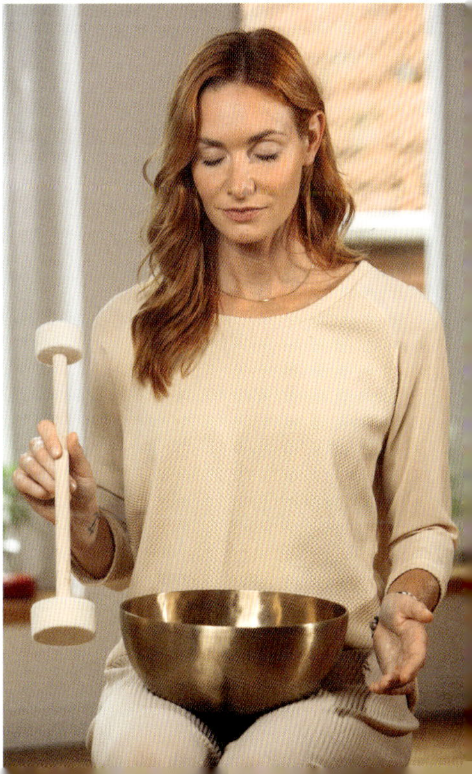

körperlichen, geistigen und seelischen Ebene. Regeneration geschieht natürlich vor allem auch während des Schlafs. Dabei reicht es oft, den Klängen zu lauschen, um besser zur Ruhe und zu einem erholsamen Schlaf zu kommen.

Auch Wünsche dürfen in Bewegung sein

Die Klangräume sind eine wunderbare Möglichkeit, immer wieder bei uns selbst anzukommen und uns neu auszurichten. In ihnen erkennen wir, was wir gerade wirklich brauchen und uns wünschen. Das kann sich im Laufe der Zeit verändern und manchmal merken wir auch, dass unsere inneren und äußeren Ziele nicht übereinstimmen. Daher gilt es genau zu prüfen, was man wirklich will. Denn die Ziele, zu denen ich stehe, die ich mit Klang so wunderbar verinnerlicht habe, werde ich auch erreichen. Man kann schauen, ob ein äußeres Ziel mit einem inneren Ziel übereinstimmt. Wenn sich ein Ziel von innen heraus entwickelt, ist es leicht zu erreichen. Dann kann es wie bei dem Beispiel sein, dass du deine Arbeit nicht mehr als störend empfindest, sondern als sinnvolle Lebenszeit, die dich befriedigt. Die Arbeit und das Umfeld deiner Arbeit verändern sich positiv. Und damit verändert sich dein Ziel. Dein Ziel ist nicht mehr, einen neuen Job zu finden, sondern Freude an deiner jetzigen Arbeit zu haben. Wenn das von innen heraus kommt, dann kann sich im Außen was verändern. Und mit Klang geht das noch leichter! Ich erkenne dann, wo ich mich hin entwickeln will, indem ich in mich hineinspüre. Dorthin, wo Resonanz entsteht, was sich gut anfühlt, führt mich mein Weg.

Dein inneres Erleben spiegelt sich im Außen

Das Beispiel mit der Arbeit zeigt zudem schön, wie sich durch die tägliche Klangpraxis unsere innere Haltung verändert. Wenn du dir über deine wahren Bedürfnisse klar wirst, wenn du mit ihnen in Resonanz gehst, dann bewirkt das etwas in deinem Leben. Denn deine innere Einstellung ist es, die die Welt verändert – nicht der Kosmos dort oben oder eine höhere Macht. Geh in Resonanz mit deinen wahren Bedürfnissen und du wirst erstaunt sein, wie viel Unterstützung dir zuteilwird und wie sich dein Blick auf dein Leben verändert. Das ist das Prinzip der Resonanz. Wie Mahatma Gandhi so schön sagte: »Sei du selbst die Veränderung, die du dir wünschst für diese Welt.«

Klänge unterstützen unsere Selbstwirksamkeit

Friedrich von Schiller beschrieb mit seinem Satz »Es ist der Geist, der sich den Körper baut« eindrücklich die enorme Kraft unserer Gedanken. Wir sind auf dieses Thema schon in der 2. Etappe eingegangen und ich möchte es jetzt noch etwas vertiefen, weil es so enorm wichtig ist. Bei unseren Klangkongressen durften wir schon mehrfach Prof. Dr. Hartmut Schröder begrüßen, der ein Experte auf dem Feld der therapeutischen Kommunikation ist und sich in seinen Büchern intensiv mit Forschungen zum Placebo- und Nocebo-Effekt befasst. Auf beeindruckende Weise beleuchtet er dabei unsere Fähigkeit zur Selbstheilung.

Aus der Placebo- und Nocebo-Forschung lernen

Es ist doch erstaunlich, welch enormen, positiven Effekte, welche physiologische Wirkung ein Placebo – also ein Medikament, das keinen Wirkstoff enthält – haben kann. Ich finde die Frage ungemein spannend, was da eigentlich wirkt. Letztlich ist es die Überzeugung, dass man etwas zu sich nimmt, das einem hilft. Gerade wenn man die Effektstärken ansieht, die Placebos haben können, wird für mich klar, dass wir diese Wirkung aktiv nutzen sollten, wie das zum Beispiel die Mind-Body-Medizin macht. Wir müssen verstehen, was da wirkt, vor allem deshalb, weil es auch negative Ausprägungen gibt, wie die Nocebo-Forschung zeigt. Ein typisches Beispiel hierfür sind die Beipackzettel von Medikamenten oder eine achtlose Kommunikation des Mediziners mit seinem Patienten. Das schwächt uns enorm. Die Placebo- und Nocebo-Forschung zeigt deutlich, wie unsere Erwartungen ganz wesentlich bestimmen, was uns widerfährt – sowohl auf der seelischen als auch auf der körperlichen Ebene.

Selbstwirksamkeitserwartung – was ist das?

Aus der Psychologie ist das Phänomen längst bekannt: Wenn wir erwarten, etwas zu erreichen, erhöht das die Wahrscheinlichkeit, dass es uns gelingt. Man spricht hier von der Selbstwirksamkeitserwartung. Forschungen zeigen, dass Menschen, die an sich und ihre Fähigkeiten glauben, nicht nur mehr Ausdauer beim Erreichen ihrer Ziele aufweisen, sondern auch weniger anfällig für Depressionen oder Angststörungen sind. Das heißt, eine positive Selbstwirksamkeitserwartung stärkt unsere Gesundheit. Wenn wir bedenken, wie häufig wir uns mit destruktiven Gedanken beschäftigen, die sich auch gegen uns selbst richten, stellt sich die Frage, wie sich daraus Positives entwickeln soll. Daher ist es so wertvoll, unsere Gedanken zur Ruhe kommen zu lassen, uns positiv auszurichten und den Glauben an die Verwirklichung eines Ziels zu verinnerlichen.

Es tut gut, wenn jemand an uns glaubt

In meiner Zeit als Berufsschullehrer ist mir bewusst geworden, wie sehr meine Erwartung an die Schüler deren Leistung beeinflusste. Die Schulklassen setzten sich oft aus Schülern aus mehr als 15 Nationen zusammen und entsprechend herausfordernd war der Unterricht. Viele meiner Kollegen waren der Meinung, dass die Schüler faul seien und nichts aus ihnen werden würde. Ich konnte das nicht verstehen, denn ich sah Kinder, die aus schwierigen Verhältnissen kamen und besondere Unterstützung brauchten. Ich glaubte fest an sie und dass sie ihren Weg schon machen würden. Dabei lautete meine Methode »aus der Praxis für die Praxis«. Wir bauten zum Beispiel Verstärker und die Jugendlichen lernten dabei Physik, technisches Zeichnen und vieles mehr. So schafften meine Klassen erstaunlich gute Leistungen und die meisten meiner Schüler auch ihren Abschluss – zum großen Erstaunen meiner Kollegen.

Ich hatte die Klangschalen damals schon für mich entdeckt und setzte sie im Unterricht ein, um Resonanz zu fördern. Resonanz zwischen mir und meinen Schülern, aber auch zwischen den Schülern untereinander und Resonanz zum Lernstoff. Die Klänge halfen den Jugendlichen, zur Ruhe zu kommen, zu entspannen. Aus dieser Ruhe heraus konnten sie meinen Ausführungen viel besser folgen und die Inhalte verinnerlichen. Heute würde man sagen, wir haben mit den Klängen Achtsamkeit und ganzheitliches Lernen kultiviert. Auch Klassenarbeiten habe ich mit klingenden Affirmationen eingeleitet, wie etwa »Du tust dein Bestes«, »Das, was du schaffst, ist gut so«. Das alles zusammen hat die Schüler gestärkt, hat ihnen Vertrauen in die eigenen Fähigkeiten geschenkt. So konnten sie ihr Potenzial entfalten und ihre Leistungen steigern. Einige habe ich Jahre später wieder getroffen und sie haben mir davon erzählt, wie

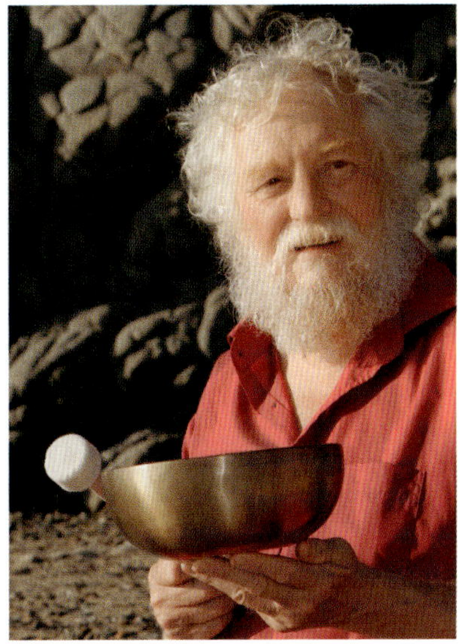

prägend mein Unterricht für ihren weiteren Lebensweg war. Wie sie dadurch motiviert wurden, ihren Weg von der Berufsschule aus weiter zu gehen und wie sie so eine erfolgreiche Laufbahn einschlagen konnten. Manche wurden sogar Ingenieure. Das hat mich natürlich ungemein gefreut und in meinem ganzheitlichen, ressourcen- und lösungsorientierten Ansatz beim Lernen und der Persönlichkeitsentwicklung bestärkt. Das war letztlich die Grundlage für die Prinzipien, die unserer Klangarbeit am Peter Hess® Institut zugrunde liegen.

Wenn du also das Prinzip der Resonanz verstanden und verinnerlicht hast, dann kannst du unglaublich viel in deinem Leben frei und selbstbestimmt gestalten. Mithilfe der Klangräume, die du auf unserem gemeinsamen Weg kennengelernt hast, sowie mit dem Prozess der Klangtransformation selbst, gelingt das besonders gut – mit Freude und Leichtigkeit.

Positive Gefühle machen stark

Über die Biochemie positiver Gefühle gibt es zahlreiche Studien und Bücher. Sie alle besagen, dass uns positive Gefühle nicht nur entspannter und glücklicher machen, sondern auch sehr zuträglich für unsere Gesundheit sind. Ein Grund mehr, unseren inneren Kompass bewusst auf das zu lenken, was uns guttut, was uns Freude bereitet und unser Leben bereichert.

Oft befinden wir uns in einer Art Problemtrance, in der unser Gehirn darauf programmiert ist, Gefahren auszumachen, um unser Überleben zu sichern. Das kann im Alltag so weit gehen, dass wir nur noch das Negative sehen. Das wird durch die Medien mit sensationslüsternen Nachrichten zusätzlich verstärkt. Wenn wir zudem von Menschen umgeben sind, die ständig nörgeln, lästern oder jammern, kann es leicht passieren, dass wir in einer Dauerschleife aus negativen Gedanken gefangen sind. Hierzu möchte ich dir eine bekannte Weisheitsgeschichte erzählen, die wohl vom indigenen Volk der Cherokee stammt. Ich habe sie für dich aufgeschrieben und wieder zusammen mit den Klängen der Klangschalen aufgenommen.

KLANG-GESCHICHTE: Die Geschichte der zwei Wölfe in unserem Herzen

Der alte Häuptling sitzt abends mit seinem Enkel am Lagerfeuer und erzählt ihm eine Geschichte von zwei Wölfen, die in seiner Brust wohnen und dort kämpfen. Der eine Wolf steht für Wut, Missgunst, Sorgen, Gier, Überheblichkeit, Selbstmitleid, Schuld, Ärger, Minderwertigkeit, falschen Stolz, Lügen, Dominanz, Selbstzweifel und andere Gefühle dieser Art. Der andere Wolf steht für Güte, Freude, Friede, Liebe, Hoffnung, Heiterkeit, Demut, Liebenswürdigkeit, Wohlwollen, Erfüllungsvermögen, Großzügigkeit, Wahrheit, Mitgefühl, Vertrauen und dergleichen.

Der Großvater sagt zu seinem Enkel, dass der gleiche Kampf, wie der zwischen den beiden Wölfen, auch in ihm stattfindet – so wie in jedem anderen Menschen. Daraufhin fragt der Enkel: »Welcher Wolf wird denn gewinnen?« Und der Großvater erwidert: »Wer den Schatten nicht kennt, kann das Licht nicht sehen. Wer das Licht nicht kennt, kann die Schatten nicht verstehen. Und gewinnen wird immer der Wolf, den du fütterst.«

Audio-Datei zur Geschichte:
Die zwei Wölfe in unserem Herzen
Dauer: etwa 5 Minuten

Das ist so wie zu Beginn unseres Weges beschrieben: Die Samen, die wir pflanzen und regelmäßig gießen und pflegen, werden zu wunderbaren Früchten heranwachsen, die anderen verkümmern. Also, was in dir willst du fördern? Du entscheidest, welchen Gedanken du dich zuwendest, worauf du deinen Fokus lenkst, und wie du durchs Leben gehst. Wie warst du in deinem bisherigen Leben gepolt? Hast du mehr die Pflanze der Güte, des Friedens und der Liebe gepflegt oder die des Zweifels, der Ängste und Sorgen? Dann ist es vielleicht jetzt an der Zeit, deinen Fokus zu verändern.

Wenn wir uns auf etwas Positives, Schönes ausrichten, dann wird es viel wahrscheinlicher, dass wir auch schöne, positive Gefühle erleben. Dabei geht es nicht darum, negative Gefühle zu unterdrücken. Denn natürlich gibt es Situationen, die uns ängstigen, wütend machen oder resignieren lassen. Diese Emotionen wahrzunehmen, ist wichtig und gesund, denn unsere Gefühle sind hilfreiche Signalgeber.

Es geht vielmehr darum, zu erkennen, ob diese Gefühle wirklich mit unserem jetzigen Leben zu tun haben. Es geht darum, dass wir nicht in diesen Gefühlen stecken bleiben, dass wir sie durchleben und dann wieder loslassen können, wieder frei werden für das Lebendige und Schöne. Und genau hier können die Klänge wunderbar helfen, um uns immer wieder bewusst zu machen, worauf wir unsere Gedanken und unsere Aufmerksamkeit lenken wollen und was wir in unserem Leben damit nähren und stärken. Sie helfen uns, in einem natürlichen Lebensfluss zu bleiben.

Resonanzprozesse im Körper – Regeneration unterstützen

Wir können mit der transformierenden Kraft der Klangschalenklänge und dem Prinzip der Resonanz aber nicht nur unsere innere Einstellung und unsere Wahrnehmung beeinflussen, sondern auch Resonanzprozesse in unserem Körper, die wiederum eng mit Regenerationsprozessen und unserer Gesundheit zusammenhängen.

Wie in der zweiten Etappe beschrieben, ist der Atem ein kraftvolles und gleichermaßen sensibles Instrument, über den der Körper direkt beeinflusst werden kann. Wenn du deinen Atem verlangsamst und vertiefst, kannst du dein Nervensystem auf einfache und doch wirkungsvolle Weise beruhigen. Es kommt zu einer Aktivierung des sogenannten Parasympathikus, der auch Ruhenerv genannt wird. Dieser Teil unseres vegetativen Nervensystems – als Gegenspieler zum Sympathikus – ist in den Regenerationsphasen aktiv. Um uns gesund, wohl und fit zu fühlen, brauchen wir ein ausgewogenes Verhältnis zwischen Sympathikus und Parasympathikus, zwischen Aktivität und Ruhe. Mit den Klängen kannst du solch eine Balance wunderbar unterstützen und bei der getakteten Klang-Atmung verbindest du diese beiden Elemente. Sie ist damit eine besonders wirkungsvolle Möglichkeit zur Stressprävention.

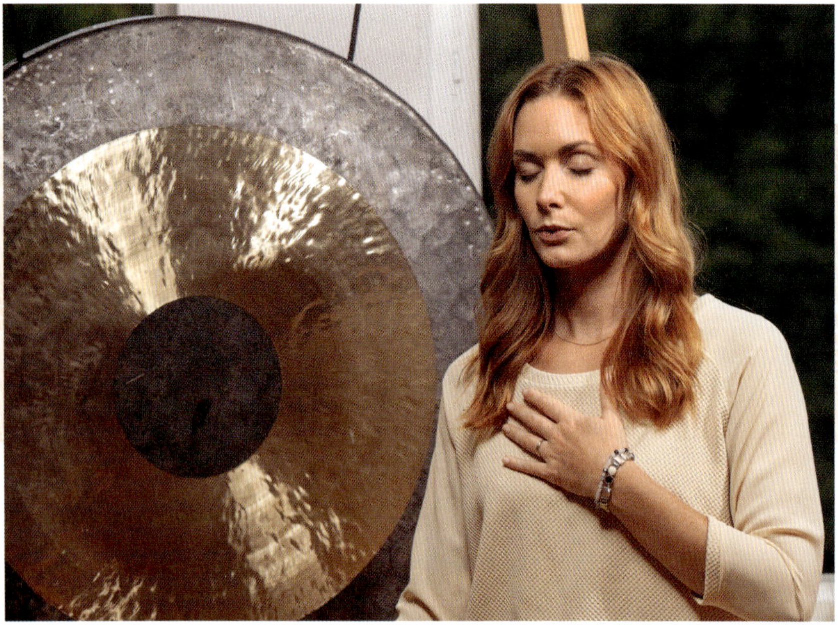

Der Klang gibt den Takt vor und unterstützt eine ruhige, tiefe Atmung.

Zahlreiche Studien belegen positive Effekte einer getakteten Atmung auf kardiovaskuläre Parameter wie Blutdruck oder Herzfrequenz. Dabei wird oft die sogenannte 4-7-11-Methode genutzt, bei der vier Sekunden lang eingeatmet und sieben Sekunden ausgeatmet wird, meist mit einer Atempause. Die Elf steht für die Anzahl der Wiederholungen.

Bei einem Forschungsretreat mit Prof. Thilo Hinterberger in unserem Seminarhaus in Schweringen konnten wir zur getakteten Atmung in Verbindung mit den Klängen einige Experimente durchführen und waren überwältigt von der Wirkung. Thilo empfiehlt eine Zehn-Sekunden-Atmung, bei der etwa vier Sekunden eingeatmet und dann sechs Sekunden ausgeatmet wird, aber ohne dazwischen eine Atempause zu machen. Man spricht hier von einem verbundenen Atem. Die Klänge fungieren dabei als Taktgeber und können gerade das langsame Ausatmen gut unterstützen. Fühl dich auch hier frei zu experimentieren und finde heraus, was dir guttut.

KLANGÜBUNG: Getaktete Klang-Atmung

Für die getaktete Klang-Atmung habe ich für dich einen etwa zehnminütigen Klangraum aufgenommen, bei dem eine Beckenschale und eine Herzschale im Wechsel angeklungen werden. Beim Klang der Herzschale kannst du einatmen und beim Klang der Beckenschale langsam und vollständig ausatmen. Probier aus, was sich für dich stimmig anfühlt, ob der Rhythmus für dich passt und ob du eine Atempause machen möchtest oder nicht. Lass dich von den zehn Sekunden nicht stressen. Du brauchst nicht mitzuzählen, versuch vielmehr, ganz bei dir zu bleiben, und lass dich von den Klängen leiten.

Du kannst dir den Rhythmus vornehmen, aber schau, was passiert. Auch hier gilt: Nichts muss, alles kann. Es geht um das Geschehen-Lassen.

Audio-Datei zur Klangübung:
Getaktete Klang-Atmung
Dauer: etwa 10 Minuten

Probier einfach aus, was dir guttut. Vielleicht möchtest du einfach nur deinen Atem beobachten ohne eine vorgegebene Taktung; vielleicht findest du auch die 4–7-11-Atmung angenehmer, dann fühl dich frei, sie anzuwenden. Anschließend notiere deine Erfahrungen in deinem Klang-Tagebuch.

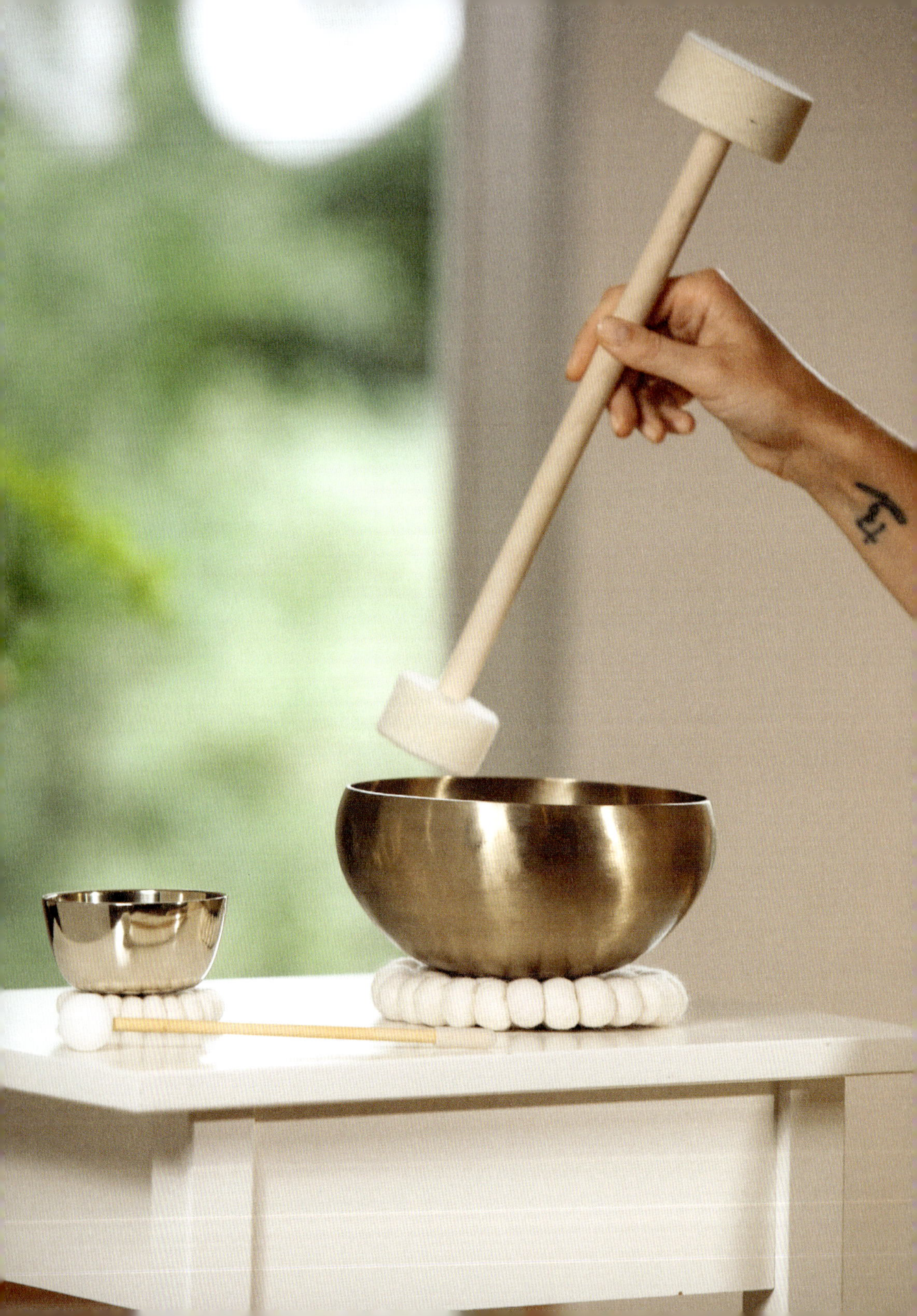

7. ETAPPE: Mein neues Lebensgefühl kultivieren

Resilienz – unsere innere Stärke mit Klang entfalten

Auf dem Weg der Klangtransformation hast du, ohne es zu wissen, deine Resilienz gestärkt. Damit ist ein Gefühl der inneren Stärke und Widerstandsfähigkeit gemeint, das uns befähigt, schwierige Situationen, Lebenskrisen und Belastungsphasen zu meistern, uns an Veränderungen anzupassen oder nach Niederlagen wieder aufzustehen. Entsprechend wichtig ist eine gute Resilienz für ein selbstbestimmtes und glückliches Leben. So ist es nicht verwunderlich, dass es heute eine Vielzahl an Büchern und Programmen gibt, die sich damit beschäftigen, wie wir diese besondere Kraft der Psyche stärken können. Dabei wird von mehreren Säulen der Resilienz ausgegangen. Hier möchte ich dir einen Überblick dazu geben und aufzeigen, wie du sie auf unserem gemeinsamen Weg der Klangtransformation gestärkt und kultiviert hast.

Die Fähigkeit zur Selbstfürsorge und Selbstregulation

Mit den Klängen hast du gelernt, dir etwas Gutes zu tun, aktiv für deine Entspannung und dein Wohlgefühl zu sorgen. Du bist durch die regelmäßigen Klangräume sensibel dafür geworden, was dir guttut und was dich schwächt oder stresst. Diese Fähigkeit, besser auf dich achten zu können, kommt dir in allen Bereichen zugute. Mit den Klangräumen und durch das Führen des Klang-Tagebuchs hast du dir eine wunderbare Methode der Stressbewältigung und Reflexion angeeignet. So kannst du mit den täglichen Herausforderungen gelassener umgehen und deine innere Balance wahren.

Die Fähigkeit zur Akzeptanz

In den Klangräumen hast du erfahren: Du bist gut so, wie du bist. Dir ist klar geworden, dass es Dinge im Leben gibt, die du nicht oder nur wenig beeinflussen kannst, doch du kannst entscheiden, wie du damit umgehst. Es ist für dich selbstverständlich geworden, dass Herausforderungen einfach zum Leben gehören. Diese Akzeptanz lässt dich innerlich ruhiger werden und so hast du auch eine positive Haltung dir selbst gegenüber und auch gegenüber dem Leben im Allgemeinen kultiviert.

Die Fähigkeit zum Optimismus

Wie von einer höheren Warte aus hast du im Klangraum auf dein Leben geblickt, konntest Hindernisse erkennen, sie aus einer neuen Perspektive betrachten und dabei erkennen, dass sie eine Chance sind, um zu wachsen. Du hast erfahren, dass du automatisch das in deinem Leben förderst, worauf du deine Aufmerksamkeit lenkst. So kannst du bewusst das stärken, was dir ein gutes Gefühl gibt, und aktivierst dabei die Kraft der positiven Gefühle. So hast du nicht nur eine ressourcen- und lösungsorientierte Grundhaltung kultiviert, sondern auch deinen Lebensmut, deinen Optimismus gestärkt.

Die Fähigkeit zur Selbstverantwortung und Selbstwirksamkeit

Du bist dir bewusst geworden, wie sehr deine Gedanken, dein Handeln und deine Wahrnehmung die Außenwelt beeinflussen. Indem du gelernt hast, die Gedanken zur Ruhe zu bringen, bist du immer freier von Fremdbestimmung geworden. Und du hast dich mit den Begriffen Schuld und Stören befasst und erkannt, wie wenig hilfreich sie sind. Das hat deine Fähigkeit zur Selbstbestimmung gestärkt und deine positive Selbstwirksamkeitserwartung erhöht. Du übernimmst Verantwortung für dein Leben und dein Lebensglück.

Die Fähigkeit, positive Zukunftsbilder zu entwickeln und zu gestalten

Im Klangraum hast du mehr und mehr deine wahren Bedürfnisse erkannt und dich auf den Weg zur Wunscherfüllung begeben. Dabei bist du mit deinen Wünschen in Resonanz getreten, hast immer klarer den Weg erkannt, den du einschlagen willst, und hast die Unterstützung wahrgenommen, die dir bei der Wunscherfüllung hilft. So hast du dich deinem Ziel Schritt für Schritt genähert – wobei du diesen Weg voll Leichtigkeit und Freude beschritten hast.

Die Fähigkeit, zu lernen und Probleme zu lösen

Durch den Prozess der Klangtransformation hast du neue Erfahrungen gemacht und hast auch eine Menge neue Erkenntnisse gewonnen. Du hast unglaublich viel dazugelernt und bist dabei gewachsen. Durch die Meta-Ebene, die im Klangraum so leicht einzunehmen ist, kannst du Probleme neutral beleuchten. Und dadurch, dass du dich im leichten Trancezustand so einfach mit deinen Potenzialen und deiner Kreativität verbinden kannst, fällt es dir viel leichter, Lösungen zu finden, wobei dir auch die Fähigkeit zugutekommt, deine Intuition nutzen zu können.

Die Fähigkeit, Hilfe und Unterstützung zu nutzen

Mithilfe der Klangräume wurde dir bewusst, dass das Verinnerlichen deiner Ziele auch nach außen wirkt – wie ein Magnet ziehst du das an, was hilfreich ist. So hast du dich für Hilfe und Unterstützung aus deinem Umfeld geöffnet, durch die du deinem Ziel wieder ein Stück näher gekommen bist. Du nutzt das Netzwerk, das dich umgibt.

All diese Aspekte, all diese Säulen der Resilienz hast du auf deinem Weg der Klangtransformation gestärkt und kultiviert. Mach dir bewusst, welch enormen Schatz du dadurch gewonnen hast.

Und so möchte ich jetzt noch einmal gemeinsam mit dir in einer Klangmeditation auf die vergangenen Wochen und deinen ganz persönlichen Klangtransformationsprozess zurückblicken. So kannst du würdigen, was du alles geschafft und erreicht hast, und kannst für dich prüfen, was du noch entwickeln möchtest, wie du die Klänge und dein neu gewonnenes Wissen und deine Fähigkeiten auch in Zukunft anwenden willst, um dein Leben so zu gestalten, wie du es dir wünschst.

KLANGMEDITATION: Klangraum der Wünsche

Erinnerst du dich noch an die Klangmeditation »Der Garten der Wünsche« aus der ersten Etappe? Wir sind seine verschiedenen Stationen in den letzten Wochen gemeinsam durchgegangen und jetzt am Baum mit den Früchten angekommen. Den Früchten, die deine Wünsche repräsentieren und die nun reif geworden sind, sodass du die Ernte einbringen kannst.

In Anlehnung daran nenne ich die heutige Meditation »Klangraum der Wünsche«. Damit möchte ich verdeutlichen, dass du die Klänge der Klangschalen jederzeit in deinem Leben nutzen kannst, um einen Herzenswunsch auf den Weg und zur Erfüllung zu bringen. So wollen wir bei dieser Meditation noch einmal deinen Weg der letzten Wochen betrachten und einen Blick in die Zukunft werfen.

Audio-Datei zur Klangmeditation:
Klangraum der Wünsche
Dauer: etwa 25 Minuten

Nimm dir anschließend etwas mehr Zeit, um das, was du während der Meditation wahrgenommen hast oder was beim Nachspüren in dir aufgetaucht ist, im Klang-Tagebuch aufzuschreiben. Halte deine wertvollen Erkenntnisse fest.

TIPP

Nutze diese Klangmeditation in dieser Woche noch einige Male und achte darauf, welche Aspekte der Resilienz du in den vergangenen Wochen in dir gestärkt hast, was für dich das Wichtigste auf unserem Weg war. Gibt es etwas, das du weiter ausbauen möchtest? Wie sehen deine nächsten Schritte aus?

Einen gesunden Lebensstil kultivieren

Mein jetziger Lebensmittelpunkt ist die griechische Insel Ikaria. Sie zählt zu den fünf »Blue Zones«, also den Regionen der Welt, wo die meisten über 100-jährigen Menschen leben. Ich habe mich in Hinblick auf das Thema Resilienz gefragt: Was ist das Besondere an den Menschen hier auf Ikaria und was können wir von ihnen lernen? Dabei habe ich bemerkt, dass ganz viele Aspekte aus der Resilienzforschung auf die Menschen hier zutreffen. Hiervon möchte ich dir erzählen, sodass du weitere Impulse bekommst, wie du dir deine eigene »Blue Zone« schaffen kannst.

Die Menschen auf Ikaria sind für ihr Leben selbst verantwortlich und die Einflüsse von außen waren bisher gering. So lebten die Inselbewohner bis etwa Anfang der 1980er-Jahre weitestgehend von Produkten, die sie selbst und in der Gemeinschaft auf der Insel produzierten. Familie und Gemeinschaft stehen an oberster Stelle. Das Gefühl, gebraucht zu werden, so eine Erkenntnis der Blue-Zone-Forschung, verlängert das Leben, ebenso intakte soziale Bindungen. So wirken hier mehrere Faktoren zusammen:

- das Gefühl, selbst über das Leben bestimmen zu können,
- etwas zu tun, was einen mit Sinn erfüllt,
- eine gesunde Lebensweise mit guten, überwiegend pflanzlichen Nahrungsmitteln sowie wenig Tabak- und Alkoholkonsum,
- viel Bewegung in der Natur, meist bei der Arbeit,
- und die Gemeinschaft, das Netzwerk.

KLANGMEDITATION: Werde deine eigene Blue Zone

Wir alle wollen gut älter werden – das Leben soll weiterhin Spaß machen. Damit sich dieser Wunsch erfüllt, sollten wir möglichst früh damit beginnen, einen gesunden Lebensstil und Lebensfreude zu kultivieren. Und wie könntest du das besser als mit dem, was du in den vergangenen Wochen auf unserem Weg der Klangtransformation erfahren und erlernt hast? Das schöne ist, dass sich dein

Weg der Klangtransformation in der Regel auch auf dein Umfeld auswirkt, auf deine Beziehungen – auch sie profitieren von der Zufriedenheit, Leichtigkeit und Lebensfreude, die du auf deinem Weg gewonnen hast. Also, werde deine eigene Blue Zone, gestalte dein Leben voll Vitalität, Freude und Verbundenheit!

Und so habe ich für dich noch eine letzte Klangmeditation vorbereitet, die dich dazu inspirieren möchte, deine ganz persönliche Blue Zone zu kreieren.

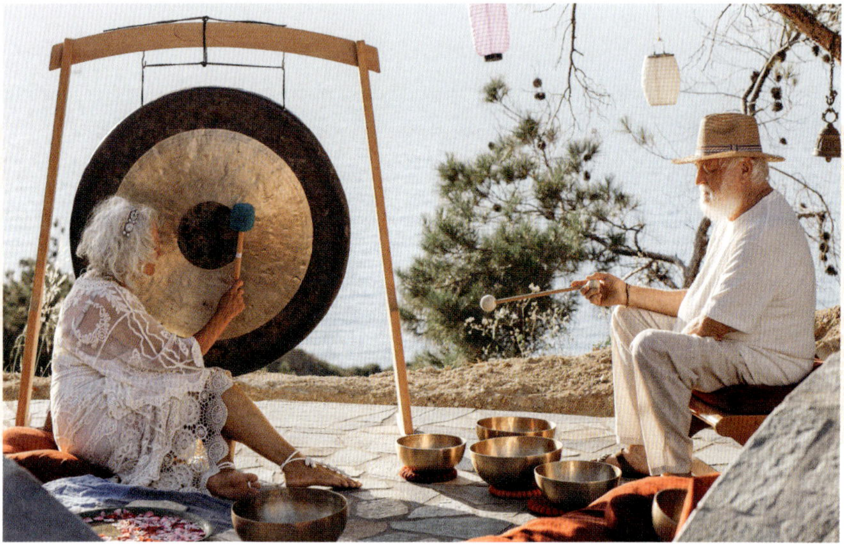

Wohltuender Klangraum in der Blue Zone von Ikaria.

Worum es in der Klangmeditation geht

Du genießt, wie die Klänge dich wohlig durchströmen und wie mehr und mehr Ruhe und Weite in dir einkehren.

Ich möchte dich einladen, gemeinsam mit mir im Klangraum die Erkenntnisse der Forschung über die Blue Zones zu betrachten. Dazu möchte ich dir von einem typischen Fest hier auf Ikaria erzählen, dem »Panigiri« – ein Fest, das die Menschen einer Wohngegend gemeinsam planen, vorbereiten und durchführen. Dabei gibt es Gutes zum Essen und Trinken und natürlich die typisch griechische Musik. Jung und Alt sind dabei beteiligt, alle machen mit. Zum Fest kommen aber nicht nur die Einheimischen, sondern auch weiter entfernt lebende Familienmitglieder, Freunde und Nachbarn. Das Geld, das beim Panigiri eingenommen wird, dient der Finanzierung eines Gemeinschaftsprojektes, z. B. dem Ausbau eines Kindergartens oder einer Schule.

Früh am Abend beginnen sich die Menschen zum Fest zu versammeln, dabei wird durchgehend musiziert. Oft versammeln sich einige Hundert Menschen bei einem Panigiri. Lebendigkeit ist zu spüren, Kreistänze beginnen, der ganze Platz kommt immer mehr in Bewegung. Alle machen mit, vom Kleinkind über die Jugendlichen bis hin zu den 100-Jährigen. Die Bewegung der Tanzenden erinnert an die Wellen des Meeres, alle schwingen miteinander in einem tranceähnlichen Gefühl. Das ist wunderbar anzusehen und fühlt sich ebenso an.

Das Panigiri ist für mich ein großartiges Beispiel, wie wir Gemeinschaft erleben, fühlen und stärken können. Miteinander Zeit verbringen, plaudern, lachen, gutes Essen und Wein genießen, tanzen – das ist Lebensfreude pur! Genau solche Gemeinschaftserlebnisse und das Gefühl der Verbundenheit sind einer der Bausteine für ein langes, gesundes und glückliches Leben. Weitere Aspekte sind eine sinnerfüllte Arbeit, Selbstbestimmung, natürliche Bewegung – wie bei der Arbeit in der Natur – und gesunde Ernährung. Das ist doch gar nicht so schwer, oder? Es wäre doch ein wunderbares Projekt, mit der Klangtransformation deine eigene Blue Zone zu kreieren. Wie ist das bei dir, welche der genannten Bausteine lebst du schon oder möchtest sie leben? Spüre dem jetzt im Klangraum nach.

Und dann, wenn du so weit bist, komm ganz in deinem Tempo wieder ins Hier und Jetzt zurück – mit der Gewissheit, dass du alles in dir trägst, um für dich deine ganz eigene Blue Zone zu erschaffen.

Audio-Datei zur Klangmeditation:
Werde deine eigene Blue Zone
Dauer: etwa 25 Minuten

Denk daran, deinen Erlebnissen nachzuspüren und die Erkenntnisse in deinem Klang-Tagebuch festzuhalten.

Die Klangtransformation – ein wunderbares Werkzeug

Für mich ist es immer eine besondere Freude, wenn mir Teilnehmende aus meinen Seminaren davon berichten, wie sie die Erkenntnisse und das neu gewonnene Wissen aus der Klangtransformation weiter anwenden. Die Ziele, die sie dabei anstreben, sind sehr vielfältig, wie zum Beispiel:

- Immer wieder bei sich selbst ankommen und das eigene Leben neu ausrichten.
- Besser mit Stress umgehen und mehr Zeit zum Entspannen und Wohlfühlen schaffen.
- Die Ernährung umstellen, um etwas für die eigene Gesundheit zu tun.
- Mehr Bewegung und Sport in den Alltag integrieren, um sich fitter zu fühlen.
- Endlich mit dem Rauchen aufhören.
- Die Partnerschaft beleben und erfüllter gestalten.
- Mehr Zufriedenheit in der Arbeit erfahren.
- Einen neuen Arbeitsplatz finden, der Freude und Erfüllung bringt.
- Ein Projekt begleiten, wie ich dieses Buch.
- Ein eigenes, erfolgreiches Klang-Business aufbauen.

Das sind nur einige von den unzähligen Möglichkeiten, bei denen dich die Prinzipien der Klangtransformation, die Klangräume und das Führen des Klang-Tagebuchs unterstützen können.

Klangraum für gesunden Lebensstil

Ich habe Altersdiabetes. Immer wieder mal sind meine Blutzuckerwerte zu hoch. Ich weiß natürlich, was ich tun müsste, um das zu vermeiden, aber das gelingt mir nicht immer. Dann nutze ich gerne die Klangräume, um mir anzusehen, warum das gerade so ist. Das kann so aussehen:

Ich gestalte mir einen Klangraum. Wie du ja weißt, spiele ich dazu besonders gern die Beckenschale auf meiner Brust an. Ich genieße die Klänge, entspanne, komme zur Ruhe. Mein Atem vertieft sich und ich spüre, wie die Klangschwingungen sanft meinen Körper durchströmen.

Nach und nach komme ich in den Zustand einer leichten Trance. Ich beginne, meine Gedanken darauf zu richten, was eigentlich meine Werte so hochgetrieben hat: falsches Essen, mangelnde Bewegung, Stress. Dabei merke ich, dass ich zu sehr gefordert war und gestresst bin. Dass ich meine Ernährung und Bewegung dadurch vernachlässigt habe, ist also nur die Folge; die Ursache für die schlechten Werte ist der Stress. So schaue ich mir an, was stresst mich denn gerade so? Dabei gewinne ich weitere Erkenntnisse.

Im nächsten Schritt stelle ich mir im Klangraum vor, wie ich einen Spaziergang mache, statt fernzusehen. Dabei wird mir klar, wie gut mir das tut. Ich stelle mir vor, wie sich die Bewegung auch auf mein Essverhalten auswirkt. Dass ich mir wieder Zeit nehme, etwas Gesundes zu kochen, statt im Restaurant eine üppige Mahlzeit mit Wein zu bestellen. Das heißt, ich visualisiere im Klangraum das Verhalten, das ich anstrebe, und beschäftige mich mit dem, was mir guttut. Dabei liegt mein Fokus auf dem, was ich für mich selbst tun kann. Zusätzlich richte ich meinen Blick auf mein Umfeld. Wer oder was kann mich bei meinen Aufgaben entlasten? Im Klangraum kommen mir Ideen und ich merke, dass ich nicht alles selbst machen muss und mir Unterstützung holen kann. So sorge ich aktiv dafür, dass ich mich nicht mehr so gestresst fühle.

Nach einer Weile lasse ich meine Gedanken zur Ruhe kommen und tauche langsam wieder aus der Entspannung auf. Ich spüre bereits eine kleine Veränderung und fühle mich motiviert, das Vorgestellte auch umzusetzen – Schritt für Schritt. Täglich gestalte ich mir in der nächsten Zeit einen Klangraum, in dem ich weiter mein Ziel und den Weg dorthin betrachte, verinnerliche. So fällt es mir von Tag zu Tag leichter, besser auf mich zu achten, Stress zu verringern und wieder zu einem gesünderen Lebensstil zurückzufinden. Und das wirkt sich positiv auf meinen Blutzuckerspiegel aus.

Das heißt, ein Symptom – wie bei mir der Diabeteswert – kann ein wertvoller Hinweis sein, dass wir gerade nicht so gut auf uns achtgeben. Mithilfe der Klänge können wir mit uns in Kontakt kommen, dem nachgehen und erkunden, was wir denn eigentlich gerade brauchen und wie wir das erreichen können. Die Klänge helfen uns, dranzubleiben.

Klangraum zum Thema Selbstständigkeit

Ein anderes Beispiel, von dem ich dir gerne noch erzählen möchte, ist das Vorhaben einiger meiner Seminarteilnehmenden, ein eigenes Klang-Business aufzubauen. Das Beispiel lässt sich auf jede andere Form der Selbstständigkeit oder entsprechende Projekte übertragen. Dabei könnte das Vorgehen folgendermaßen aussehen.

Im Klangraum betrachte ich die wunderbaren Erfahrungen, die ich gemacht habe. Dabei erkenne ich die große Vielfalt an Anwendungsmöglichkeiten von Klangangeboten. Ich gehe die nächsten Schritte durch: Ich bin überzeugt von der Methode, bin damit in Resonanz. Wo es passt, spreche ich über die Klangmassage und meine Idee. Damit schaffe ich einen Raum für Resonanz nach außen. Ich überlege: Möchte ich eigene Räumlichkeiten, möchte ich mich mit anderen zusammentun oder vielleicht erst nur stundenweise einen Raum mieten? Das stärkt meine Präsenz und meine Ausrichtung und so kommen mir immer mehr Ideen. So könnte ich zum Beispiel mit einer Yogaschule zusammenarbeiten – wir würden voneinander profitieren und uns gegenseitig Kunden bringen. Ich überlege weiter: Wo könnte ich über meine Erfahrungen berichten, die Methode vorstellen, mit wem zusammenarbeiten? Wen kenne ich, der vielleicht im Pressebereich oder für ein Gesundheitszentrum arbeitet? Indem ich ganz locker und entspannt im Klangraum meinen Ideen nachgehe, kommen mir stetig neue Ideen. So hole ich mir Unterstützung beim Internationalen Fachverband Klang-Massage-Therapie e. V. und besuche dort das Seminar »Praxismanagement«. Dort lerne ich viel Neues und knüpfe Kontakt mit Gleichgesinnten. Und mit jeder meiner realen Erfahrungen kommen wieder neue Ideen dazu, wo ich die Klänge noch überall anwenden könnte.

Durch das Führen des Klang-Tagebuchs halte ich all diese wertvollen Ideen fest. Vielleicht besuche ich auch noch einmal die eine oder andere Fortbildung, in der ich neue Impulse zur Erweiterung meines Klangangebots bekomme. Es macht mir Freude, die wunderbaren Erfahrungen mit anderen zu teilen. Ich gestalte und nutze mein Netzwerk: Wir bereichern uns gegenseitig, tauschen Ideen aus, stellen gemeinsame Projekte wie ein Konzert auf die Beine, teilen unsere Erfahrungen. Gemeinsam geht es so viel leichter und macht viel mehr Spaß! So bin ich gut auf dem Weg und sicher, dass ich mein Klang-Business mehr und mehr auf- und ausbauen werde. Durch meine regelmäßige Klangpraxis bleibe ich dran, bleibe motiviert und lass mich auch von Hindernissen oder Rückschlägen nicht von meinem Weg abbringen. Denn ich weiß um die Prinzipien der Klangtransformation, die den Säulen der Resilienz ähneln, wie wir sie am Anfang des Kapitels betrachtet haben. Und ich bin mir sicher: Ich werde mein Ziel erreichen, Schritt für Schritt.

Schöpfe aus dem Raum der ungeahnten Möglichkeiten

Viele Dinge scheinen zu Beginn vielleicht völlig unrealistisch, doch indem wir uns damit beschäftigen, eröffnen sich auf einmal Möglichkeiten, Perspektiven und ganz erstaunliche Ideen, wohin der Weg führen könnte.

Es ist wichtig, dich in den Klangräumen nicht zu beschränken, sondern der Kreativität freien Lauf zu lassen. Notiere alles in deinem Klang-Tagebuch. Du wirst erstaunt sein, was sich dadurch alles bewegt und wie sich dein Weg nach und nach entfaltet.

So kannst du mit Unterstützung der Klangtransformation nach und nach dein Leben zum Positiven hin verändern, hin zu mehr Gelassenheit und Lebensglück. Und denk immer daran: Nichts muss, alles kann.

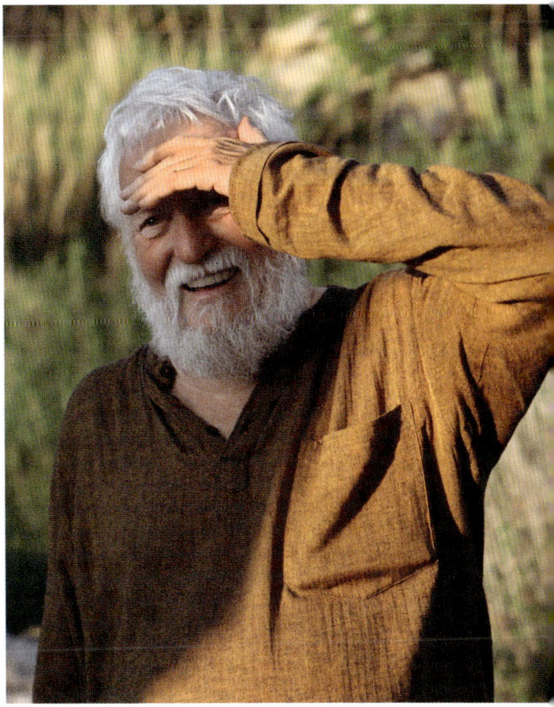

Ein letzter Hinweis

Wenn du deine Erfahrungen mit mir und unserer Klang-Community teilen möchtest, dann schreib gerne an: redaktion@fachverband-klang.de.

Ich freue mich, von dir zu hören!

Dein Peter Hess

Kontaktdaten

Peter Hess® Institut (PHI)
Aus- und Weiterbildungen in der Peter Hess® Klangmassage und den Peter Hess® Klangmethoden
Ortheide 29 · 27305 Bruchhausen-Vilsen
Telefon: +49 (0)4252 9389114 · E-Mail: info@peter-hess-institut.de
www.peter-hess-institut.de

Internationaler Fachverband Klang-Massage-Therapie e. V.
Interessenvertretung der Peter Hess® Klangmassage Praktiker:innen und aller, die mit den Peter Hess® Klangmethoden arbeiten
Ortheide 29 · 27305 Bruchhausen-Vilsen
Telefon: +49 (0)4252 9389140 · E-Mail: info@fachverband-klang.de
www.fachverband-klang.de

Hess Sound (ehem. Hess Klangkonzepte)
Vertrieb von Peter Hess® Klangschalen sowie von Gongs, Schlägeln und Zubehör für die Anwendung sämtlicher Peter Hess® Klangmethoden
Uenzer Dorfstrasse 71 · 27305 Bruchhausen-Vilsen
Telefon: +49 (0)4252 2411 · E-Mail: info@hess-sound.de
www.hess-sound.de

Olli Hess
Mallets, Gongreiber, Gongs, Klanginstrumente & Zubehör
Uenzer Dorfstrasse 71 · 27305 Bruchhausen-Vilsen
Telefon: +49 (0)4252 9098955 · E-Mail: kontakt@ollihess.de
www.ollihess.de

Soundliving Academy
Emily und Peter Hess
E-Mail: soundlivingacademy@gmail.com
www.soundliving.eu

Verlag Peter Hess
Fachliteratur, Filme und Audios rund um das Thema Klang und verwandte Themen
Ortheide 29 · 27305 Bruchhausen-Vilsen
Telefon: +49 (0) 4252 9389114 · E-Mail: info@verlag-peter-hess.de
www.verlag-peter-hess.de

Die Peter Hess® Klangmassage und Peter Hess® Klangmethoden werden weltweit über ein sich stetig vergrößerndes internationales Netzwerk von Peter Hess® Akademien gelehrt. Einen detaillierten Überblick über alle im Peter Hess Verbund aktiven Parteien finden Sie auch auf:
www.peter-hess.com

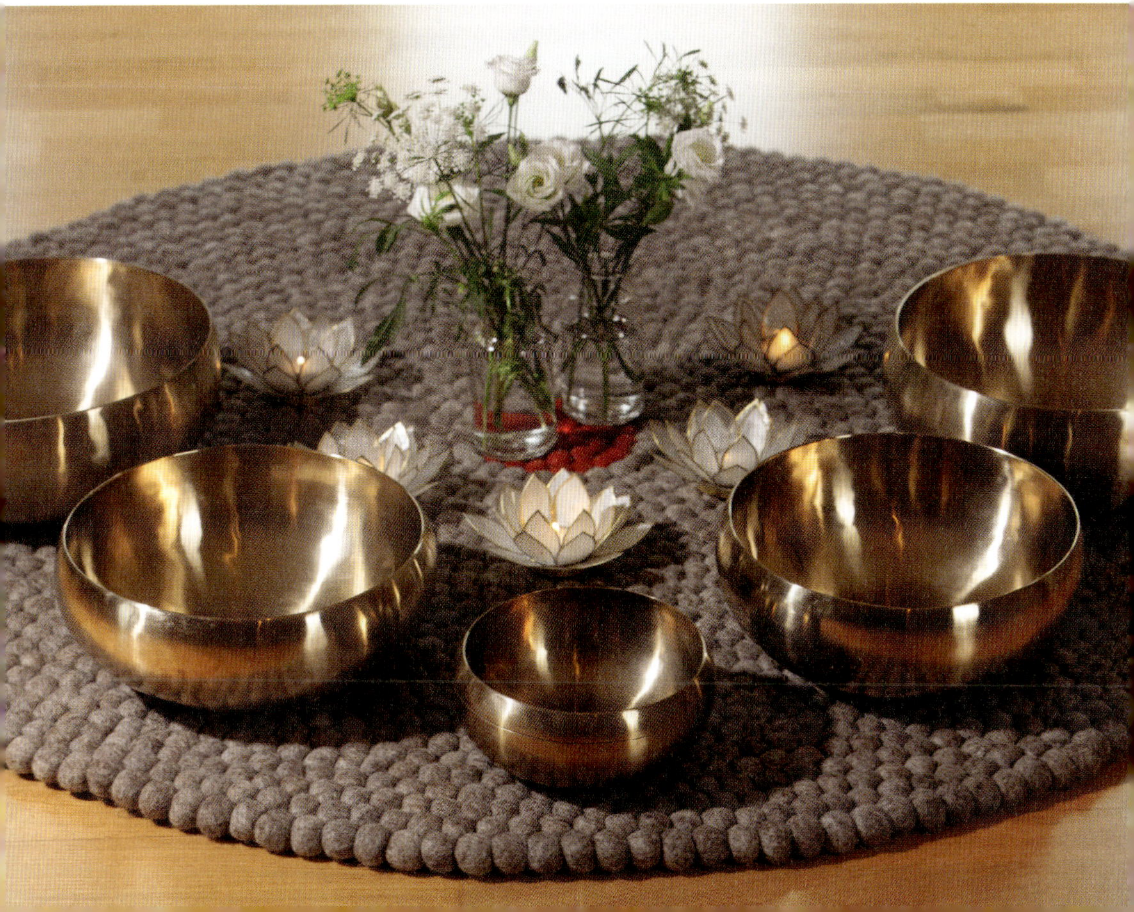

MIX
Papier | Fördert gute Waldnutzung
FSC® C147178

Penguin Random House Verlagsgruppe
FSC® N001967

Penguin Random House Verlagsgruppe FSC® N001967

Bildnachweis:
© Archiv Peter Hess® Institut Bruchhausen-Vilsen: S. 15, 40, 53, 66, 106, 118, 121, 144, 146, 148, 157, 173 / Foto: Konstantinos Angelos Gavrias: Titelseite, S. 10, 17, 24, 25, 28, 31, 33, 36, 46, 47, 50, 58, 63, 64, 70, 75, 79, 87, 91, 94, 103, 112, 114, 125, 127, 129, 130, 145, 153, 160, 162, 168, 175 / Foto: Foto und Bildwerk Oldenburg: S. 6, 109 / Foto: Niels Gutschow: S. 42.
© Archiv Hess Sound, Foto: Julia Haack Photography: S. 13
Hinweis: Das Bild im Hintergrund des Fotos auf S. 94 stammt von der Künstlerin Anna Avramidou und ihrer Serie SOM – Sound of Mandala.
Adobe Stock: 82 (Julien), 100 (alexugalek), 137 (scubaluna)

1. Auflage

Redaktion: Martin Stiefenhofer
Satz: Nadine Thiel, kreativsatz, München
Projektleitung: Sven Beier
Bildredaktion: Sabine Kestler
Layout: Timo Wenda
Umschlaggestaltung: Geviert, Grafik & Typografie
Umschlagmotiv: © Archiv Peter Hess® Institut Bruchhausen-Vilsen/ Foto: Konstantinos Angelos Gavrias
Druck und Bindung: Pixartprinting, Lavis

Printed in Italy

ISBN: 978–3-424–15470–2